戰勝肺癌

毛偉敏、許沈華 ◎著

CONTENTS

根據國際癌症研究機構（IARC）發表的《2014年世界癌症報告》顯示：2012年全球新增癌症病例達1400多萬例，並預計在未來20年達到每年2200萬的水準，同期癌症死亡人數也將從現在的每年820萬例飆升至1300萬。

肺癌發病率和死亡率上升不是經濟發展、工業化的必然後果。人們低估了行為因素（吸煙、酗酒）的危險，忽視了環境因素（壓力、空氣污染等）的致癌作用。一些先進的歐美國家自上世紀60年代後期開始實施禁煙、改善大氣環境等措施，80年代以來肺癌的死亡率已呈下降趨勢。因此，加強肺癌一級預防，敦促更多人意識到生活方式與肺癌危險密切相關，擴大禁煙管制、提倡合理飲食、鼓勵運動，提倡健康生活方式，已經迫在眉睫。

毛偉敏教授組織省腫瘤醫院的專家，收集當前國內外肺癌防治研究最新成果，結合豐富的臨床實踐經驗，寫成了這本書，它全面、系統地描述了肺癌病因、篩查途徑、診斷和治療方法，還收錄了肺癌患者及家屬關心的問題和典型病例。希望這本書的出版，能為廣大讀者提供瞭解肺癌發生、發展等全過程，普及肺癌防治知識，有利於發現早期肺癌，並提高民眾肺癌防治的主動性，自覺遵循健康的生活方式，從而降低肺癌的發病率和病死率。

　　從全國惡性腫瘤的發病率及病死率來看，肺癌都居第一位。肺癌對人類的危害十分驚人，以致許多人在面臨肺癌時恐懼萬分，手足無措，甚至病急亂投醫，導致遺憾的後果。

　　肺癌雖然是癌症死亡的「第一殺手」，但它卻是各種癌症中病因最明確，因而是最可預防的一種癌症。

　　為了普及肺癌防治知識，我們收集國內外肺癌防治研究的最新成果，結合自己豐富的臨床經驗，全面系統地分析了肺癌的發病原因，並提出切實有效的防癌措施，描述了診斷肺癌的方法和篩查途徑，介紹了日新月異治療肺癌的方法，用既科學又通俗的形式寫成了這本書，希望能幫助讀者瞭解肺癌發生、發展全過程，有效避免肺癌的發生。

　　對於得了肺癌的患者，怎樣才能調整好心態正確對待，即承認肺癌是一個嚴重的疾病，但只要利用現有科學技術合理治療，早期肺癌是可以根治的，即使是晚期肺癌患者，也可通過綜合治療來延長生命，改善生活品質，或者通過合理治療而帶瘤生存，相信書中抗癌勇士戰勝肺癌的精神，對更多患者將是巨大的鼓舞。

第一篇

尋找肺癌節節攀升
的發病原因

一、觸目驚心的資料

根據《2014世界癌症報告》：2012年全球罹患最多的三大癌症為肺癌、乳腺癌、大腸癌，病死率前三名的癌症則是肺癌、肝癌、胃癌。特別需要注意的是，斯圖爾特教授說：「如果人們遵循健康的生活方式，像2012年的新增癌症患者中，一半人都可以避免罹患癌症，戒煙、減肥以及限酒都能有效預防癌症發生。」

斯圖爾特教授在世界癌症大會發言時還說到：「儘管醫學界在很早以前就已經明確定義了很多導致癌症的風險因素，例如吸煙、酗酒、不健康的飲食、肥胖以及缺乏運動等，但這些問題在中低收入國家卻依然在蔓延。與之相對應的是，發達國家近年來由於積極宣導健康的生活方式，癌症的發病和致死率均出現大幅下降。」

二、吸煙是致肺癌的罪魁禍首

吞雲吐霧積隱患

「飯後一根煙，快樂似神仙」。嗜好吸煙的朋友，常把飯後吸煙當作人生一大樂趣，可沒有想到吞雲吐霧積隱患，樂趣之中藏禍根。

吸煙致肺癌的機制現在已經研究清楚，全世界醫學界做過非常嚴格、大量的研究，流行病學資料和大量的動物實驗也已完全證明，吸煙是致肺癌的主要因素。吸煙人群的肺癌發病率要比不吸煙的人高10～20倍。

腫瘤學上有一個勃氏吸煙指數（吸煙指數=每天吸煙支數×吸煙年數），如果乘積大於400支•年，那麼這個人就成了肺癌的高危對象。比如一位煙民每天吸20支，20年吸下來，20×20已經達到400支•年，這位

煙民罹癌的危險性比別人高10倍。如果每天吸40支，那麼10年便達到400支•年，煙齡超過20年的人，得肺癌危險性增加20倍。男性肺癌患者中90％以上是癮君子。而且肺癌發病率與開始吸煙的年齡也有關係，未滿20歲即開始吸煙的肺癌患者，占肺癌患者總數的1/3，可見開始吸煙的年齡越小，患肺癌的危險性越大。

吸煙為何會罹癌？

吸煙兩大害：一是毒氣，一是焦油。

香煙不完全燃燒過程中會發生一系列的熱分解和熱合成化學反應，產生的煙霧中存在二千多種有害物質，其中至少有64種是極其強烈的致癌物質。煙霧中有害物質從物理狀態上可分為兩大類，即氣體和焦油。

煙霧中92％是氣體，科學家已確定氣體中有七種致癌物是：苯、甲醛、肼、N-亞硝基二甲氨、N-亞硝基二乙氨、N-亞硝基吡咯烷、1,3-丁二烯。苯是一種致癌能力極強的物質，除可致肺癌外，還會使人罹患膀胱癌和白血病。

除上述七種致癌物質外，香煙的煙霧中還含有大量的有害氣體，如：一氧化碳、丙烯醛、氫氰酸、一氧化氮、二氧化氮、丙酮、硫化物、氨、酚、乙醛等。在香煙的煙霧中，一氧化碳大約占4％，其濃度是工業衛生標準所規定安全量的640倍。高濃度的一氧化碳氣體可麻

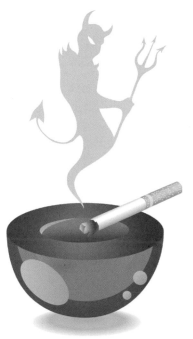

痺中樞神經，使人因窒息而死，這就是人們熟知的煤氣中毒。如果吸入大量的一氧化碳，血紅素便會被一氧化碳奪去，使血液運送氧氣的功能減低，這時體內組織便得不到充分的氧氣供應。當血液中的一氧化碳血紅素含量達到6%時，心肌內的供氧量將會大幅降低。

吸煙人血液中一氧化碳血紅素的含量經常是在4%～15%，這比不吸煙的人高出十幾倍。一氧化碳可以使血液中的血小板更易沉澱在血管壁上，從而造成動脈硬化。所以，吸煙人易發生心律不齊、心絞痛等疾病，長期吸煙還會造成心肌梗死。

香煙的煙霧中，二氧化氮的濃度比被嚴重污染的空氣還要高200倍，二氧化氮可引起咳嗽和肺炎。

香煙的煙霧中還含有大量的氨、揮發性酸、乙醛和酚等刺激性物質，它們刺激氣管的黏膜和肺，從而增加氣管的分泌物——痰。痰多了，自然便要咳嗽，這便是常說的「煙咳」。

焦油是香煙煙霧中毒性最強、對人體危害最大的物質，吸入的每一口煙中，都有大約50億顆這樣的微小焦油顆粒。吸煙人吸入的有害氣體，一部分被人體吸收，一部分被吐了出來，而吸入的焦油大部分被留在吸煙者的體內。如果每天吸一包煙，那麼一年便吸入滿滿一杯的焦油，大約重250克。

焦油是由無數細小的顆粒組成，有些顆粒致癌，有些顆粒有害，即使無害的顆粒物質，一旦被吸入氣管和肺中，也會變成有害了。猶如一粒沙子可能是無害的，但被風吹進眼睛裡後就變得有害了。

吸煙時，香煙煙霧大部分被吸入肺部，一部分被吐了出來，小部分與唾液一起進入消化道，一部分被人體吸收，進入血液循環，流向全身，在致癌物和促癌物協同作用下，損傷正常細胞，可形成各種癌症。吸煙對人體最大的危害是肺癌，另外還會引起冠心病、腦血栓、

腦中風等心腦血管疾病。

　　科學家們已經在焦油中發現了57種致癌物質：苯並芘、7,12-苯蒽甲酯、2-萘胺、4-氨基聯苯、鎘化合物、鎳化合物、釙-210、砷、奈、苯酚、苯胺、苯蒽、γ-丁內酯、兒茶酚和43種亞硝胺。在57種致癌物質中，苯並芘的含量最多，它是一種有機物質燃燒後所產生的多環芳香烴，是環境中三大強致癌物（亞硝胺、黃麴毒素、3,4苯並芘）之一。據測定，燃燒1000支紙煙，可產生100微克苯並芘。可以想像，濃煙經過煙囪，日積月累，煙囪壁上便會堆積一層厚厚的煙垢。煙霧進入人體，經過口腔、呼吸道、消化道、身體各器官都可能受到煙霧的損害。

　　人體的氣管和支氣管黏膜上的纖毛柱狀上皮被焦油與過多的痰黏附，使氣管中為排出異物而不斷從裡向外掃動的纖毛無法正常工作，並使氣管中消滅細菌和病毒的巨噬細胞受到侵害，這是吸煙人大多患有慢性支氣管炎的主要原因。支氣管黏膜上的纖毛柱狀上皮長期受到損害，就會發生鱗狀化生，進一步發生變異，因此男性吸煙者常見的肺癌細胞形態為鱗狀細胞癌。

　　亞硝胺是亞硝基化合物的總稱，科學家們已經證明，亞硝胺是三大強致癌物之一。香煙燃燒後會產生多達43種使人致癌的亞硝胺，如果一天吸一包煙，一天便吸入16微克的亞硝胺。亞硝胺的致癌能力極強，任何方式的接觸（如：吸入、食用被燒焦或燻烤過的肉製品中的亞硝胺或皮膚

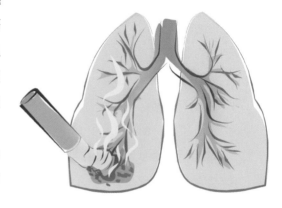

接觸等）都會致癌。動物實驗表明，亞硝胺可引發幾乎所有的癌症，例如：肺癌、口腔癌、鼻咽癌、肝癌、胃癌、食管癌、皮膚癌、乳腺癌、膀胱癌、睪丸癌和白血病（血癌）等。

1989年科學家克瑞爾首次報導釙-210存在於土壤和煙草中，它是一種放射性物質。放射線致癌已是眾所周知的事實，焦油中的釙-210是誘發支氣管癌變的重要因素。釙-210會聚集在支氣管、細支氣管和肺泡的分叉處，成為核輻射「熱點」，持續危害人體健康。

據美國輻射防護委員會公佈的資料顯示，如果一天吸30支香煙，吸煙人所受釙-210的輻射量將超過核電廠工作人員的安全標準。據推算，每天吸一包煙相當於一年做250～300次X光透視。釙-210還在吸煙人的淋巴結、骨髓、膀胱和血液中累積，由於它的半衰期長達138.4天，進入人體後將會長期對人體進行輻射，是誘發肺癌、白血病和膀胱癌的原因之一。因此，在某種意義上講，吸煙就是在吸致癌物質。

煙霧中的尼古丁是一種中毒性興奮麻醉物質，能興奮和麻醉中樞神經，使血管痙攣、血壓升高。它可使腦血管發生血栓或破裂，引起偏癱或致命；又可使心率加快，誘發心絞痛；還損害支氣管黏膜，引起支氣管炎、肺氣腫等疾病。實驗證明，一支香煙所含尼古丁可毒死一隻小白鼠，20支香煙中的尼古丁可毒死一頭牛，人的致死量是50～70毫克，相當於20～25支香煙尼古丁的含量。香煙點燃後50%的尼古丁隨煙霧擴散到空氣中，5%隨煙頭被扔掉，25%被燃燒破壞，20%被人體吸收，而尼古丁在體內很快被解毒隨尿排出，再加上長期吸煙者體內對尼古丁產生耐受性，癮癖性，而使人嗜煙如命。

🌿 起床就抽煙，罹癌機會添

2013年《癌症》和《癌症流行病學》先後發表兩篇論文指出，起

床後很快就開始吸煙，將顯著增加罹患肺癌的危險。

　　研究人員比較了近五千名患肺癌的煙民資料發現，起床後半小時內開始吸煙的煙民患肺癌的機率比起床至少1小時後才開始吸煙的煙民足足高出八成。分析顯示，不管這些煙民每天吸煙的總量如何，「起床煙」越迫不及待，那麼患肺癌風險就相對越高。

🌿 煙酒不分家，患癌機率加

　　煙酒雙管齊下，除增加患肺癌的危險外，患喉癌、口腔癌、食管癌的機會也明顯增加，因為煙霧中的致癌物質容易溶解在酒精中，黏附在口腔、咽喉黏膜表面，而酒精會使黏膜上皮充血、腫脹、分泌物增多，加上煙霧中的致癌物質共同作用，加重了對黏膜上皮細胞的刺激，抽煙同時喝酒，會對致癌產生「相加」效應。

　　國外一研究小組對抽煙喝酒形成癌症的關係進行了分析。在對五種癌進行了2600個科目的研究後證實，常飲烈性酒者患食管癌的機率是非飲酒者的24倍，尤其是飲酒時又猛抽煙的人會使食管癌的風險驟增100倍。另外，因為香煙中的尼古丁會減弱酒精對人體的作用，可明顯地降低血液中的酒精濃度，相當於被「麻醉」了，不知不覺中就會大大增加飲酒量。

　　而尼古丁雖能降低酒精濃度，卻不能減少酒精分解時產生的乙醛，致使乙醛對大腦及肝臟、心臟和其他器官產生更多的毒害。事實上，邊喝酒邊抽煙，是傷肺又傷肝。兩害相加不僅使致癌風險增加，還會使煙酒中各種「毒素」易於通過黏膜層而擴散到血液中，特別是對肝臟和心血管的傷害不容忽視。

　　邊飲酒邊吸煙，煙中的一氧化碳與血液中的血紅蛋白結合起來（一氧化碳與血紅蛋白的結合能力比氧氣與血紅蛋白的結合能力高200

多倍），大大加重了缺氧。患心腦血管疾病的人如果煙酒「同行」，還容易誘發心肌梗死和高血壓等，個別人會造成部分腦細胞死亡的嚴重後果。

加拿大科學家對飲酒與肺癌風險的關係進行研究，他們對上世紀80年代和90年代中期699名和1094名肺癌患者分別研究，剔除吸煙致癌的因素後，發現每週喝6杯啤酒會使肺癌風險增加20%，喝7杯風險則增加到50%。而喝葡萄酒則有助防止肺癌，男人常喝葡萄酒，肺癌風險會降低40%，女人更會降低70%。

大量科學資料顯示，紅葡萄酒具有抗癌作用，是因為其中含有白藜蘆醇和單寧酸。紅酒中單寧酸是抗氧化劑，而白藜蘆醇可抑制癌細胞的形成和增殖。雖然葡萄酒能預防癌症，但不要以為吸煙再喝葡萄酒便可預防肺癌。即使每天喝一杯或兩杯葡萄酒，吸煙人仍比不吸煙人患肺癌的風險要高。因此戒煙才是降低肺癌風險的根本途徑。

二手煙同樣是頭號殺手

二手煙為被動吸入空氣中的香煙煙霧，上海復旦大學公共衛生學院指導進行了驗證二手煙霧對室內PM2.5濃度影響因素的實驗。

實驗選擇了一間約9坪大的房間，將門窗關閉，類比配置中央空調、通風較少的室內環境，室內PM2.5檢測儀被放置於房間中央，它可即時記錄室內PM2.5濃度情況，並繪製吸煙前後PM2.5濃度曲線。實驗前，室內PM2.5平均濃度為52微克/立方公尺。當3支煙吸完後，PM2.5濃度達到955微克/立方公尺，是國際室內PM2.5「安全上限」的12倍（表1）。

吸煙所散發的煙霧可分為主流煙和側流煙，主流煙就是吸煙者吸入口內的煙，側流煙就是煙草點燃後外冒的煙。由吸煙者呼出的煙氣

表1：吸煙前後室內PM2.5濃度對比表

香煙數量	室內PM2.5濃度（微克/立方公尺）
零支煙	52
國際室內PM2.5安全上限	75
	251
	648
	955

和香煙點燃時所散發的煙霧所組成的混合物被稱作二手煙，又稱被動吸煙。

　　二手煙含的有害物質往往比主流煙還要多，因為二手煙直接從香煙燃燒的一端冒出，沒有像主流煙那樣被濾嘴過濾。其次，當人吸煙時，煙頭燃燒的溫度高，而香煙自燃時溫度則較低，較低的燃燒溫度使得二手煙中含有濃度更高的一氧化碳和致癌物質。

　　根據美國政府職業安全與健康署的測定，二手煙中主要有害物質的濃度比主流煙高出幾倍或幾十倍。例如2倍的尼古丁、3倍的焦油、5倍的一氧化碳、約50倍的致癌物質、200倍的亞硝胺甲酯。據計算，在通風不暢的場所，不吸煙者1小時內吸入的二手煙量，平均相當於吸入一支捲煙的劑量。

　　受二手煙危害最重的人是吸煙人自己，還有與他生活在一起的家人。一些與吸煙者共同生活的女性，其患肺癌的機率為一般人的2.6倍至6倍。

　　吸煙可說是一種特殊形式的空氣污染，致癌物質在煙霧當中，即使不吸煙的人，吸了空氣中的二手煙煙霧也是受害不淺。在一個辦公室內有1～2人吸煙，如果通風不良，其他人就是「被動吸煙者」。吸煙者吸煙有自己固定的時間段，而被動者吸煙卻多次、持續、反復地

吸到多個吸煙者吐出的煙霧，不吸煙者最常見的症狀是眼部的刺激症狀、頭痛、咳嗽，它也會明顯增加非吸煙者患上肺癌和心臟疾病的機會。因此說，被動吸煙吸進的有害物質比主動吸煙更多，危害更大。

　　吸二手煙的人基本上吸入的煙焦油分子亦較小，較易到達肺泡內，而產生肺腺癌，這就是為什麼女性及不吸煙者得肺癌的形態多為肺腺癌的原因。

🌿 媽媽吸煙，寶寶遭殃

　　科學家曾對9273名兒童進行長達6年的觀察，結果發現，雖然兒童身體高矮一般來說與遺傳有關，但香煙也是一害。6～11歲兒童被動吸煙對其生長發育確實有抑制作用。

　　據調查，在吸煙家庭成長到7歲的兒童，其閱讀能力明顯低於不吸煙家庭的兒童，在吸煙家庭成長到11歲的兒童，其閱讀能力延遲了4個月，算術能力延遲了5個月。這可能與煙霧中含有的鉛有關，同時煙霧會把空氣中的鉛吸附住，使周圍空氣的含鉛量比平時高出60倍。

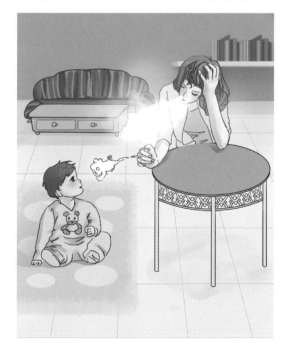

　　含鉛的微小粒子主要集中在距離地面1公尺左右，正是多數兒童口鼻的高度，從而進入到兒童的呼吸系統中，因此兒童比成人更容易

鉛中毒，而鉛中毒可引起智力低下、情緒控制力差、多動症、生長發育不良等後果。而長期被動吸煙的兒童，長大後患肺癌、胃癌、膀胱癌等多種癌症的危險性也高出許多。

無形三手煙，危害大無邊

「三手煙」指的是吸煙者在將煙熄滅後的一段時間內，煙霧在室內建築、物品表面和灰塵中殘留的有毒物質，包括亞硝胺等致癌物、重金屬、輻射物質、尼古丁衍生物等。

一項尼古丁檢測實驗顯示：以吸煙人群較多的網咖座椅和吸煙後吸煙人的服裝作為檢測物，從這些物品上都檢測出了尼古丁，而網咖座椅的纖維裡，每平方公分尼古丁含量是945微克，而兩名抽煙者的服裝取樣，每平方公分的尼古丁含量分別為7.39微克和7.49微克。

三手煙殘留的有毒物能夠被人體皮膚吸收，並滯留損害人體健康。吸煙所產生的有毒氣體與空氣中的微粒混合在一起，然後附著於吸煙者的頭髮、衣物以及牆壁、傢俱表面，殘留時間長，難以清除。這些殘留物當中甚至還有放射性物質，例如釙-210。

吸煙的人走到哪裡就會把三手煙危害帶到哪裡，簡直就是一個移動的毒氣釋放機。據報導，「三手煙」可在室內持續至少200天，煙草中特有的亞硝胺則會對人體細胞造成顯著損害。

三手煙還有一個重要特點，它的殘留物能與空氣中的化合物（如臭氧）相互作用，生成新的有毒物質。長期接觸三手煙比直接接觸二手煙害處更大。研究人員發現，三手煙會引起DNA鏈斷裂及DNA氧化損傷，這些能夠導致基因突變。

三手煙殘留在衣服、地毯等物體表面，這對兒童來說特別危險。尤其對嬰幼兒有極大危害。這是因為嬰兒的呼吸速度比成人快，免疫

系統不成熟，加上手與口接觸的動作較頻繁，故更易受到三手煙的傷害。家長們一定要重視「三手煙」的危害：儘量不要在家中吸煙，如果家人在外吸煙或曾經處在煙霧環境中，回家後最好先洗個澡、換上家居服，全面清潔後再去抱寶寶享受天倫之樂。

溫柔「淡味煙」，殺你更陰險

由於各界不斷宣導吸煙對健康的危害，目前市場上出現了許多新型捲煙，如「淡味煙」、「降焦煙」、「濾嘴煙」、「低尼古丁煙」、「中草藥煙」等等，與傳統捲煙相比，它們在宣傳時突出了健康科技的噱頭，宣稱吸這種煙可降低吸煙對人體的危害。對此，呼吸內科專家指出，有90%的吸煙患者抽的是「低焦油捲煙」，這類「新型」煙非但不能減害，還令吸煙者吸更多的煙，實際上危害更大。

2003年，美國匹茲堡大學醫學院的研究人員調查30800名吸煙者，其中12009人改吸了「低焦油」捲煙，但結果發現：改吸「低焦油」捲煙的吸煙者與沒有改變的吸煙者相比，降低了消費者對煙草危害的認知，因此大大降低了吸煙者的戒煙意願，戒煙的可能性低了46%。

據美國國家癌症研究中心研究報導，他們在6年時間裡追蹤了94萬人的情況，其中25%是吸煙者。吸極低焦油（每支7毫克）、低焦油（8～14毫克）和中等焦油（15～21毫克）過濾嘴捲煙的吸煙者死於肺癌的風險是一樣的；吸高焦油、無過濾嘴捲煙的人面臨更大的風險，只有戒煙的或從未吸煙的人患肺癌的風險顯著降低。

較低焦油捲煙導致吸煙霧進入肺部的方式改變，促使肺腺癌（肺部深處發生的癌症）發病率增加。世界衛生組織指出，任何形式的煙草都能吞噬生命，香煙、煙斗、鼻煙、丁香煙、濕鼻煙、雪茄等都是致命的。所謂的溫和、淡味、濃香型、自然不上癮等產品，都只是香

煙的「偽裝」而已。

我國近幾年來肺腺癌發病率急劇上升，與「低焦油」煙品的宣傳有很大的關係。實際上淡味煙由於其粒子比普通香煙要小很多，因而更容易進入人的肺泡，危害性與普通香煙比是有過之而無不及。吸「低焦油」捲煙的人為彌補尼古丁攝取量的不足，拼命把捲煙煙霧吸入肺部深處，使肺腺癌多發區末梢部的煙霧吸入量增加，實際上，吸低焦油煙引起的肺腺癌惡性度更高，治療更難，危害更大。

三、空氣污染致肺癌不是危言聳聽

我們把空氣污染劃分成兩個概念：一個是大氣污染，另一個是室內空氣污染，這兩點都是非常重要的。室外空氣污染，比如汽車廢氣、風沙，化工石油煤炭的殘渣顆粒等；而室內空氣污染無時無刻不在威脅著我們，包括前面提到的二手煙和三手煙，下面要講的廚房油煙和室內裝修材料及室內燃煤是室內空氣污染的主要來源，也是PM2.5超標的重要原因。

污染的空氣被戴上致癌物「帽子」

2013年10月17日世界衛生組織下屬的國際癌症研究機構（IARC）對外宣佈，確定室外空氣污染為新的致癌物，致癌級別與吸煙、吃發黴的食物、遭受紫外線輻射、呼吸甲醛等歸為一類。

「一類致癌物」意味著被污染的室外空氣是一種對人類有明確致癌性的混合物，就是說流行病學的證據以及動物實驗的證據都很充分，都能證明這一物質對人類有致癌作用。以下是國際癌症研究機構給出的資料：在2010年，全世界有320萬人因為暴露在大氣污染中而

過早死亡，另有22.3萬人因為空氣污染死於肺癌。報告還特別提及了PM2.5顆粒，這種來源廣泛、成分複雜的細顆粒物，如今已被越來越多國家作為一項指標性的污染物。

一篇發表在世界頂級醫學雜誌的論文，綜合了在歐洲9個國家內進行的17項大量研究的資料，他們研究追蹤了居住在歐洲的近31.2萬居民，研究人員記錄了這些人住所周邊的環境資料，然後計算他們接觸的顆粒物濃度，這些顆粒物主要是火力發電站、汽車和工廠排放的沙礫狀殘留污染物。顆粒物分為兩類：PM2.5和PM10，前者直徑不超過2.5微米，是人類頭髮直徑的1/30；後者則較粗大。

在平均12.8年的追訪中，有2095名參與者最終患上了肺癌。得出的結論是：即便是在空氣污染水準低於歐盟標準（每立方公尺25微克）的環境中，暴露在室外污染空氣中的人也會有更大的風險罹患癌症。研究人員發現，哪怕PM2.5是維持在非常低的水準，每立方公尺空氣中每增加5微克細小顆粒，患肺癌的風險就增加了18%。每立方公尺空氣中的PM10每增加10微克，患肺癌風險就上升22%，包括非吸煙者相關的肺腺癌。

霧霾與PM2.5

通常認為，粒徑在10微米以上的顆粒物會被鼻黏膜阻擋，不會進入呼吸道；粒徑在2.5～10微米的顆粒物能進入上呼吸道，但部分可被上呼吸道的纖毛阻擋，部分可隨痰液排出體外，對人體健康的危害相對較小。而粒徑在2.5微米以下的細顆粒物（即PM2.5）具有更強的穿透力，更不容易被呼吸道黏膜所吸附或經由咳嗽排出體外，因而能夠深入到細支氣管和肺泡，甚至進入血液循環，從而誘發哮喘、慢性支氣管炎、肺癌等呼吸系統疾病，另外還可能導致動脈硬化、心肌梗

PM2.5 是指粒徑在2.5微米以下的細顆粒物，具有更強的穿透力，能夠深入到細支氣管和肺泡，甚至進入血液循環，從而引發疾病，對人體健康的危害很大

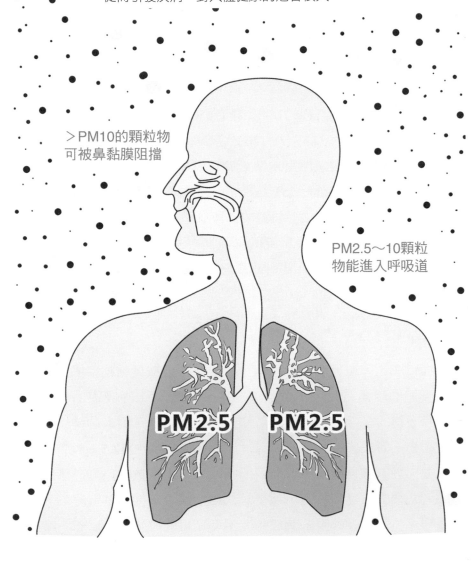

＞PM10的顆粒物
可被鼻黏膜阻擋

PM2.5～10顆粒
物能進入呼吸道

PM2.5　　PM2.5

死、中風等心腦血管疾病病情的加重，以及影響胎兒發育，使新生兒出生缺陷與過早死亡等，對人體健康的危害很大。

大氣霧霾主要有三大來源：

一是車輛排放的氮氧化物以及工業排放，尤其是煤燃燒產生的二氧化硫是製造PM2.5的「罪魁禍首」，研究表明PM2.5濃度日變化規律，早上七八點和晚上七八點呈現最大值，說明早晚交通高峰期車流量的增加會顯著影響PM2.5濃度。

二是沙塵，如建築揚塵，汽車行駛時揚塵等，還包括從中國西北部的沙漠地區、蒙古戈壁，以及黃土高原，經長距離傳輸而來的沙塵。

三是生物質燃燒，如城市周邊地區秸稈燃燒排放到大氣中、經中距離傳輸而來的污染物等。

中科院研究發現，燃煤和大氣中的汽車廢氣排放占灰霾產生約70%左右，氮化物、硫化物在空氣當中會形成PM2.5二次產生、二次爆發。比如我們今天看天空還很晴朗，空氣品質不錯，到了明天忽然一下就很嚴重了，它不可能是一次排放一下子變成這麼嚴重，而是二次排放所致，所以找出排放的原因，包括一些化學反應，對於我們對症施策是很重要的。

現今空氣品質實在令人擔憂

你可以不吃受污染的食物，不喝受污染的水，卻無法不呼吸被污染的空氣。今天當你走出家門，可能就身處致癌物的包圍中，這可不是危言聳聽。

肺是人體血液循環的「中轉站」和「篩檢站」，它又像一個風箱不停地在活動。平時一次呼吸進出身體的氣體量成人約500毫升，按每

分鐘呼吸16次計算，每人每天進出的空氣容積相當於容量為500毫升的瓶子23000瓶！可見肺每天承擔了多麼大的工作量。

一個人每天都要進行幾千次呼吸，吸入1萬多升空氣。身體各器官要正常工作都離不開氧氣，而肺是輸送氧氣、排出二氧化碳的唯一器官，可謂身體的「發動機」。肺還有局限或排除各種致病微生物、維持水平衡、產生各種激素的重要功能。然而，肺的自我保護能力卻很差，各種病菌、病毒、粉塵顆粒和致癌物質，常會搭著空氣的「順風車」侵入肺內，因此，即使那些致癌物含量微乎其微，但隨著人的肺部呼吸，長年累月積存的空氣污染物也是相當可觀，使得原本像海綿一樣有彈性的健康肺臟逐漸變硬，甚至像漁網一樣，滿是孔洞。

女性特別要警惕廚房殺手——油煙

許多女性並不吸煙，為何女性尤其是家庭主婦肺癌發病率這麼高呢？同濟大學腫瘤研究所2009年公佈的一項長達5年的肺癌流行病學調查發現，中青年女性長期在廚房做飯時接觸高溫油煙，會使其患肺癌的危險性增加2～3倍。

這項研究在研究肺癌和油煙發病機制中發現，廚房油煙與燒菜時油的溫度有直接關係。比如菜油本身含有較多的亞麻酸、亞油酸等不飽和脂肪酸，當油溫升高到60℃時就開始氧化，升到130℃時氧化物開始分解，形成多種化合物，這些化合物中有些就是致癌物；當油燒到150℃時，其中的甘油就會生成油煙的主要成分丙烯醛，具有強烈的辛辣味，對鼻、眼、咽喉黏膜有較強的刺激；當炒菜油加熱到200℃以上時，產生的油煙凝聚物，如氮氧化物等具有很強的毒性；當油燒到「吐火」時，油溫可達350℃，這時除了產生丙烯醛外，還會產生凝聚體，不僅會使人產生「醉油」症狀，還能導致慢性中毒，這時的致癌

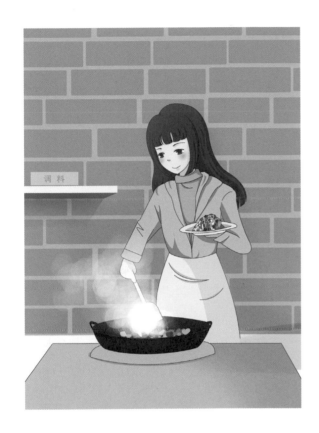

風險是最高的。

很多人不捨得扔炸過東西的油，反復用來炸物或炒菜，這種做法其實是得不償失，因為持續使用這種油，致癌物會急劇增加；也有人為了省事或看鍋比較乾淨，往往第一道菜炒完後直接炒下一道，然而，看似乾淨的鍋表面會附著油脂和食物殘渣，當再次高溫加熱時，可能產生苯並芘等致癌物。

廚房是家庭中空氣污染最嚴重的區域，其污染另一來源是從煤氣、液化氣等用炊火源中釋放出的一氧化碳、二氧化硫、二氧化碳、氮氧化物等有害氣體。有調查顯示，在非吸煙的女性肺癌患者中，超過60%的女性長期接觸廚房油煙，做飯時眼和咽喉經常有煙霧刺激感；有32%的女性燒菜喜歡用高溫煎炸食物，同時廚房門窗關閉，廚房小環境油煙污染嚴重；還有25%的家庭廚房連著臥室，冬天炒菜時也很少打開窗戶，高溫油煙久久不散，甚至睡覺時也在吸入。

有毒煙霧長期刺激眼和咽喉，損傷了呼吸系統細胞組織，很容易致肺癌高發。一項研究表明，烹調中不使用排風裝置的婦女，增加肺

癌風險為3.2～12.2倍。做一頓飯相當於吸兩包煙。

一項流行病調查還發現，家庭主婦肺癌發病率比餐飲業廚師還高，可能原因是，大的中央廚房或餐廳廚房都很注重通風，而很多家庭則往往依賴抽油煙機，接觸油煙濃度比廚師高。

室內氡污染危害僅次於吸煙

最新研究顯示，室內氡污染是誘發肺癌一個不可忽視的因素，全球5％～15％肺癌發生是由氡輻射引起。在全部肺癌誘因中僅次於吸煙，排第二位。氡已被世界衛生組織列為19種主要環境致癌物之一，被國際癌症研究機構列入室內主要致癌物。

2006年在法國巴黎閉幕的國際環境流行病學大會指出，歐洲每年死於肺癌的患者中9％是因受到氡輻射而患上肺癌的。法國核安全與放射性防護研究中心的資料顯示，在法國，氡是導致5％～12％肺癌患者死亡的罪魁禍首。有研究顯示，家庭中氡濃度越低，風險就越小，但目前尚不瞭解氡接觸低於何濃度才無風險。

氡是放射性元素鐳衰變產生的一種無色、無味的放射性惰性氣體，與其他室內環境、空氣污染氣體甲醛、苯、氨等有氣味物質不同，很容易被人們忽略。氡來源於岩石和土壤，在室外，氡被稀釋到很低的濃度，對人不構成威脅，可一旦進入室內，就會在密閉空間內大量積聚，可通過呼吸進入人體。

氡與人體內的脂肪有很高的親和力，能在人體脂肪組織、神經系統、網狀內皮系統和血液中廣泛分佈，不僅可對細胞造成損傷，誘發肺癌、敗血症等疾病，還可能影響下一代甚至第三代健康。

氡誘發肺癌的潛伏期長，而且氡侵入人體以後又沒有明顯的不適感覺，很可能在15年以上都難以察覺。辦公大樓和家庭室內氡污染的

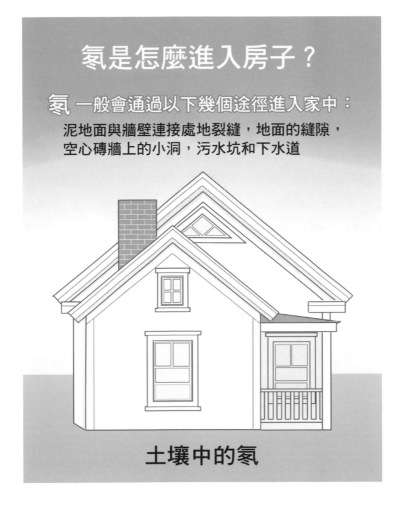

主要來源是建築和裝修材料。根據1982年聯合國原子輻射效應科學委員會的報告指出，建築材料是室內氡的主要來源，如粉煤灰磚、花崗石等。

專家表示，煤炭燃燒和煤渣的應用，加劇了城市的輻射污染，煤電的輻射照射是核電的51倍。由於大量使用煤炭，因此氡也隨著煤炭遷移到城市中。煤炭燃燒後的煤渣被大量用作鋪路，一些煤渣和煤炭的其

他製品也被製作成建築用磚，這些都增加了人們與氡的接觸機率。

其次是從房基土壤中析出的氡，在地層深處含有天然放射性核素的岩土，可發現高濃度的氡及子體。這些氡會流向低壓方向的地層斷裂帶進入土壤和大氣層。氡一般會通過以下幾個途徑進入家中：水泥地面與牆壁連接處的裂縫、地面的縫隙、空心磚牆上的小洞，污水坑和下水道。

再是從戶外空氣中進入室內的氡，雖然全球每年釋放到大氣中的氡量非常大，但已被稀釋到很低的濃度，可它一進入室內就會大量積聚。通過實驗發現，冬季氡濃度最高，夏季最低，可見室內通風狀況直接決定了室內氡對人體危害的大小。

室內的其他污染源

很多人誤以為關閉門窗就能把霧霾隔離，室內就沒有PM2.5污染了。實際上PM2.5幾乎「無孔不入」，大氣中的PM2.5能通過建築物的縫隙、門窗的開關等途徑侵入室內。另外，室內也存在許多PM2.5的發生源，如吸煙、烹調、植物的花粉、人與寵物的皮屑、家用清潔劑、殺蟲劑、化妝品等，還有裝修材料和傢俱釋放的有機氣體，如苯類有機物、甲醛等都會造成室內空氣污染。

荷蘭有一個調查統計顯示，有養鳥癖好且喜歡將鳥籠置於室內者，進入老年後患肺癌的可能性比一般人大7倍。室內養鳥會大大污染室內空氣，當大量的塵埃和細微鳥毛進入肺部後，引起免疫功能部分受損，從而導致患上肺癌的可能。

中國雲南省宣威縣一些地區的不吸煙女性有全世界最高的肺癌發病率，是中國其他地方的20倍，該地區的女性用敞開的燃煤爐為家庭取暖和做飯，這些爐子並不把煙排往室外。科學家認為來自燃燒的煤

煙室內排放導致了肺癌，科學家進一步發現，在宣威縣一些地區使用的煤矽石（一種可疑致癌物）含量是美國煤的10倍以上，他們指出矽石可能與在煤煙中被稱為PAHs的某些揮發性物質聯合起來讓煤煙變得更致癌。

四、職業性肺癌

上世紀70年代，一段時間內中國雲南省箇舊縣很多人開始咳痰、胸悶。去醫院檢查後，大多數人照出來的片子顯示在他們的肺裡有一團東西，這座人口不過幾十萬的小縣城，竟然每週幾乎有兩個人被確診為肺癌。

1988年，經過有關部門多方努力，科研工作者完成了從1954到1988年間雲錫職工肺癌患者統計分析。根據統計，在這期間雲錫共發生肺癌患者1919例，其中有坑史者1633例，占85.1％；無坑史者196例，占10.2％；其中無坑史職工肺癌發病率為33.97/10萬，有坑史職工肺癌發病率為508.86/10萬，相差15倍。

研究還發現：脫離井下工作少於10年的礦工，肺癌發病率為751/10萬；10～20年為589/10萬；20年以上為927/10萬。也就是說，礦工雖已脫離井下，但肺癌的發病率不會自然降低。專家認為，從開始井下作業到肺癌發病，潛伏期有的長達30年左右。礦工從事井下作業所接觸有害物質的作用是持久的。

經過多年的調查，科研人員證實了雲錫礦工肺癌的病因：雲錫礦工肺癌高發與井下作業環境中的氡、氡子體及含砷過多的金屬礦塵等有害元素有關。

所謂「職業性肺癌」是指某些特定職業人群，在作業過程中暴

露於致癌物質而發生的肺癌，如重工業地區、煤礦和金屬礦區、石油和石化地區（煉油和石化工廠）、核工業基地等特定職業人群長期接觸鈾、鐳等放射性物質及其衍化物，致癌性碳氫化合物砷、鉻、鎳、銅、錫、鐵、煤焦油、瀝青、石油、二氧化矽、石棉、芥子氣等物質均可誘發肺癌。如石棉是世界衛生組織確認的致癌物，可引起肺癌和間皮瘤，長時間暴露於石棉粉塵，會增加罹患肺癌的風險，如果此人吸煙，則風險會比一般人高8倍。從石棉纖維進入某個器官到確診肺癌，可能要經過10～15年，有的潛伏期可長達30～35年，甚至更長。而吸煙者則能加快肺癌發生。

石棉致癌的那些直接使用纖維原材料工作的人，如造船工人和碼頭搬運工人所受的危害最大；汽車工人在磨閘輪時會暴露於有害的石棉粉塵；建築工人在更新舊石棉磚地時，也會暴露於石棉粉塵；如果房間的石棉天花板已腐壞，或修理牆壁、地板、屋頂等，則在這裡居住或工作的人也會有接觸石棉粉塵的危險，甚至工人衣物、頭髮上所沾的石棉粉塵帶回家中，也會使家人接觸石棉而受害。

隨著工業發展，致癌物增多，職業性肺癌的防治正成為一個被醫學及社會正視的課題。

五、輻射致癌教訓深

肺臟是對放射線較為敏感的器官，但電離輻射致肺癌的比例很低，而且人體被電離輻射後，隨著照射劑量的不同，產生不同程度的急性或慢性放射病，還需要經過相當長的潛伏期，幾年或十幾年以後，有一小部分被照射者發生肺癌。

電離輻射的致癌效應主要是由於DNA雙螺旋結構的破壞，使細

胞突變和染色體畸變，包括染色體數量、結構異常，未能進行正常修復。異常結構的DNA經過幾次核分裂，將其固定，並傳給子代細胞，形成具有新的遺傳信息的癌細胞。

人類要想完全隔絕輻射，幾乎是不可能的。呼吸空氣、進食飲水、吸煙、戴夜光手錶、搭飛機等的同時，您已經接觸輻射了，還有一半來自醫學輻射，但量很微小，不會造成太大傷害。

美國科學院（NAS）對低劑量電離輻射定義是大於0小於100mSv的電離輻射劑量。做一次標準的胸部X射線攝影檢查，患者受到的輻射劑量大約在0.1～0.2mSv，做一次CT檢查大約是10mSv，做一次PET/CT檢查達到20mSv。

上世紀70年代CT的出現，是放射診斷學的一次重大變革，CT掃描是檢查方便、迅速、無痛的一種新的醫學檢查方法。CT檢查時X射線儀通過旋轉拍攝人體橫斷面圖像，經電腦處理後可得到三維圖像。與傳統的X射線相比，這種掃描的圖像清晰，密度解析度高，解剖關係明確，病變顯影清楚，它特別能大大提高患者顱內病變（如占位病變、血管病變、腦萎縮等）的診斷水準，確定病變的病理性質，其臨床應用也隨著時間的推移而日益廣泛，如今幾乎達到了濫用的境地。

儘管CT掃描為臨床診斷立下汗馬功勞，研究人員說，其實有多達1/3的CT掃描可由其他方法代替或完全沒有必要。據2007年《新英格蘭醫學雜誌》報導，紐約哥倫比亞大學醫學中心的研究人員估計，美國未來20～30年中將有高達2％的癌症患者可能是由於CT掃描的輻射造成的。研究結果也同時披露，兒童受輻射後罹癌的風險更高，因為兒童正處於生長發育階段，細胞增殖旺盛，他們的組織對輻射更加敏感，兒童對輻射的敏感度是成人的10倍，而且兒童的預期壽命更長，故其潛在危害也更大。

六、一家三人患肺癌，是傳染還是遺傳？

大陸瀋陽一家人在2010年初，先生被查出患有肺鱗癌，半年後過世。在照料先生時老婆感覺全身乏力，時常咳嗽，痰中帶血，檢查發現也得了肺鱗癌。時隔兩年，2012年9月，他們29歲的女兒也被查出患有小細胞肺癌，小細胞肺癌比鱗癌轉移更快、惡性程度更高。

一家三口都得肺癌會是傳染的嗎？醫生也經常碰到很多患者家屬問這個問題，他們擔心肺部的疾病由呼吸道呼出，會有所傳染，因而內心恐慌。

可以肯定地說，肺癌是不會傳染的。所謂傳染，簡單地說，就是某種疾病從一個人身上通過某種途徑傳播到另一個人身上。傳染必須具備三個條件：傳染源、傳播途徑及易感人群，三者缺一不可。臨床資料證明，肺癌是在多種不同致癌因素長期作用下，局部細胞異常增生，是一群失去控制的異常細胞，呈浸潤性生長，它不僅破壞鄰近正常組織器官，還可通過淋巴道和血液循環向全身各處轉移。

肺癌患者經痰液排出的癌細胞由於痰液水分蒸發等原因，癌細胞會迅速變性、壞死，即使新鮮的痰液，要使癌細胞在體外生長、繁殖，也需要給予各種的營養和特定條件。科學家為了培養一個活的癌細胞往往需要經過千辛萬苦才能成功，因此肺癌患者不是傳染源。

雖然癌細胞在患者體內能夠到處擴散或轉移，但它不像細菌和病毒那樣，會從一個人傳染給另一個人，因此請放心，不用隔離。許多人誤認為肺結核就是肺癌，其實是不一樣的，雖然都是肺部的疾病，而肺結核是結核桿菌經呼吸道傳染的疾病，因此碰到咳嗽、咳痰，痰中帶血的肺結核患者應注意防病。但肺癌不具有傳染性。動物實驗也證實，將帶瘤動物與不帶瘤動物共同飼養，經過很長時間，未發現其

直接傳染。不僅肺癌不會傳染，其他的癌症也不會傳染。

　　那麼父母得肺癌女兒也得肺癌是遺傳嗎？癌症的遺傳性是指一級親屬中（父母子女、兄弟姐妹）有兩個人得同樣的癌症，這個家族中的其他人得這種癌症的可能性。腫瘤學認為，肺癌並不是一種遺傳性特別強的癌症。從遺傳性上講，肺癌的遺傳性比胃癌、結腸癌、乳腺癌要低。但家族中有人罹肺癌，其他人還是要當心。

　　雖然肺癌可能具有一定的遺傳性，但只是一種潛在的可能性，並不是必然性。為此，父或母親曾患肺癌的人，只要不吸煙、避免與苯並芘等致癌物和促癌物頻繁接觸，適當注意營養和經常運動，就不必擔心會因此罹患肺癌了。

　　英國布拉德福德大學一項長達40年的追蹤調查發現，父親吸煙所導致的受損DNA會遺傳給下一代，增加孩子罹癌的風險。臨床上因吸煙造成生育障礙的患者也非常多見。男士長期吸煙，易造成精子畸形，每天吸煙21～30根者，畸形精子發生率顯著增高，這是因為煙霧中的有害物質通過血液循環進入睾丸，使其生精功能減退，生產出來的精子數目減少、品質降低。受到損傷的精子細胞DNA傳給新生命，是非常危險的。

　　越來越多的研究支持肺癌是基因與環境相互作用引起的，致癌物代謝、DNA修復以及細胞增殖和凋亡控制基因的遺傳變異等，都有可能是重要遺傳易感因素。因此，預防和減少肺癌發生的關鍵措施是戒煙。

　　2014年英國《自然遺傳學》雜誌報導一種與乳腺癌有關的基因變異會顯著增加肺癌風險，尤其是吸煙者如果出現這一基因變異，其患肺癌的風險要比不吸煙者高出近80倍。另外，最新報導BRCA2基因變異的吸煙者中，約1/4的人會患肺癌，而不攜帶此基因變異的吸煙者患肺癌的風險約為15％。因此在攜帶BRCA2基因變異的人群需要高度警

惕這種風險，對他們來說最重要的還是早日戒煙。

那大陸瀋陽一家三口接連得了肺癌是什麼原因呢？醫院在詳細詢問病史後瞭解到，李女士的先生煙癮很重，每天兩三包煙，李女士和女兒常常被動地吸二手煙和三手煙。吸煙、二手煙與肺鱗癌、小細胞癌有密切的關係，這是醫學教科書上已經證實的。另外，一家三口住在一起，除了吸煙這個誘發肺癌的致命因素外，家庭成員有共同的基因及他們可能處在相同的致癌環境中有關，如飲食習慣、生活習慣、環境因素都一樣，可能導致他們先後得病。還有可能有情緒上的相互影響，如果都是悲觀、抑鬱、易怒等容易致癌的性格，也可能導致肺癌。

七、吃得不對也會吃出肺癌

幾乎人人皆知「病從口入」這一成語，可是要說「肺癌從口入」，人們可能比較難理解，怎麼吃得不對也會吃出肺癌呢？

維生素A缺乏

許多人上班前沒時間吃早飯，隨便用餅乾湊合，中午吃泡麵，晚上以冷凍食品解決；饑餓時大吃零食，渴了便求助甜飲料。由於大部分零食，如餅乾、洋芋片、糖果、巧克力、甜飲料和冷凍食品所含的維生素都很少，長期食用勢必造成維生素缺乏。

科學家對大量肺癌患者進行調查，發現他們的飲食中富含 β-胡蘿蔔素的深綠葉蔬菜很少，而 β-胡蘿蔔素在體內用來合成維生素A。調查研究證明，維生素A缺乏可使得呼吸道發生鱗狀上皮化生，而肺癌最常見的癌前表現是鱗狀上皮化生。與營養良好的人相比，缺乏維生素A、維生素B$_2$、維生素C、維生素E的人更容易患肺癌。特別需要提

醒的是，維生素增補劑並不能完全代替天然食品中的維生素。在食物中，蔬菜、水果、薯類、豆類和雜糧是維生素的重要來源。

飽和脂肪攝入過多

隨著國人生活水準提高，肉食成為人們餐桌上的常客，人們都知道大量食用紅肉和加工肉食會增加患腸癌的風險，但美國科學家的一項研究首次揭示了紅肉與肺癌之間的關係。

美國國立癌症研究所對50萬名50～71歲的受試者進行了長達8年的跟蹤研究，8年後有53396名受試者患上癌症。統計資料顯示，吃紅肉最多的人患肺癌的風險增加了16%。

紅肉指的是在烹飪前呈現紅色的肉，具體來說豬、牛、羊等哺乳動物的肉都是紅肉。紅肉含有大量飽和脂肪和鐵，而飽和脂肪和鐵都具有致癌作用，紅肉在高溫加工過程中會產生導致基因突變的化學物質，如異胺環等致癌物。有人估計吃一頓燒烤或是炸肉，相當於同時吸了50根香煙，如果經常吃燒烤的紅肉、煎炸肉，這些都是引發肺癌的重要原因之一。

硒攝入不足

經調查，血清硒含量低的人患肺癌的機率較大，硒的攝取不足成為肺癌的病因之一。硒的偏低可能與較少食用肉類與蛋類有關，因為在肉類與蛋類中硒的含量較高。當然硒含量最高的食品要數海蟹、對蝦，這對於有罹癌傾向的人無妨多吃些。

鐵、鈣、鋅補充過量也不好

美國哈佛大學公共衛生學院和哈佛醫學院的研究人員對923名肺

癌患者和1125名健康人進行了飲食情況調查，調查內容包含吸煙史等
潛在風險因素。調查結果顯示，分別衡量鐵、鈣和鋅與肺癌的關聯性
時，鐵、鈣的致癌風險高於鋅；而三者共同的致癌風險則更大，且無
論鐵、鈣和鋅的來源是飲食還是保健藥品，結論是相同的。專家提
醒：在沒有醫生建議的情況下，最好不要大量服用含鈣和鐵的營養保
健品，因為過量鐵和鈣的攝入與肺癌發病風險增加有關。

八、肥胖是一些癌的危險因素，但肺癌似乎相反

　　肥胖的女性易患乳腺癌及宮頸癌等，肥胖的男性易患結腸癌及
前列腺癌等，但肺癌似乎例外，較多的流行病學研究發現，體重指數
（BMI）和肺癌的發生風險成負相關，即肥胖是對抗肺癌的保護性因
素。

　　BMI是用體重公斤數除以身高公尺數平方得出的數字，即：體重
指數（BMI）=體重（kg）÷身高^2（m^2），是目前國際上常用衡量人體
胖瘦程度以及是否健康的標準。

BMI對肥胖或超重的標準

分類	WHO標準	亞洲標準	國人參考標準
偏瘦	<18.5	<18.5	<18.5
正常	18.5～24.9	18.5～22.9	18.5～23.9
超重	≥25	≥23	≥24
偏胖	25.0～29.9	23～24.9	24～26.9
肥胖	30.0～34.9	25～29.9	27～29.9
重度肥胖	35.0～39.9	≥30	≥30
極重度肥胖	≥40.0		

美國國立癌症研究所收集1995到1996年年齡50～71歲間的448732名男女為研究對象，BMI根據研究對象基線時的身高和體重計，隨訪截止到2006年，隨訪時間9.7年，這些人中有9437例肺癌患者（其中不吸煙者415例）。研究發現：在吸煙者中，較高的BMI可以降低肺癌的發生風險。

Traci N.Bethea等發表在2013年8月《癌症的成因和控制雜誌》上分析在美國1995到2011年非洲裔5.9萬名婦女，其中323例患肺癌，也發現較高BMI有較低的患肺癌風險，特別是在吸煙人群中。

九、肺結核、老慢支「咳嗽」別輕忽

肺結核是結核菌感染引起的呼吸道傳染病，而肺癌是與吸煙、大氣污染和免疫功能低下有關的腫瘤性疾病。大多數情況下，肺癌都不是一蹴而就的。

肺部疾病需要經過長期「變化」，才有可能轉化成癌。如肺結核對肺部造成慢性損害，影響了支氣管黏膜上皮的正常功能和人體的免疫抗病毒狀態，對肺癌的發生有間接的促進作用，肺結核鈣化的病灶、結核性瘢痕、陳舊性空洞壁及其支氣管、肺泡上皮細胞增生、增殖等與肺癌的發生有一定的關係。

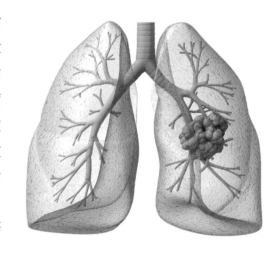

從部分肺結核合併肺癌

患者的手術後病理顯示：結核瘢痕組織內看到細支氣管上皮增生與癌巢有連續性現象，這種改變對解釋肺結核基礎上併發周圍型或細支氣管肺泡癌有十分重要意義。當兩者同時存在，往往由於結核病灶的存在或痰中找到結核桿菌而忽視肺癌的診斷，所以肺結核患者應高度警惕有肺癌並存的可能。

一些老慢支患者，肺癌的發病率也比一般人高，尤其是有吸煙史的慢性支氣管炎患者更是患肺癌的高危人群。因為吸煙可加重慢性支氣管炎的病情，吸入煙霧後，支氣管平滑肌痙攣，呼吸道自身清潔能力減弱，使病菌容易侵入，呼吸道容易受感染，從而使病情加重。於是，慢性支氣管炎加上吸煙便成了誘發肺癌的致病因素。

既往患陳舊性肺結核、老慢支、肺炎、肺間質纖維化與肺癌有一定關係，這些疾病患者的肺癌發生率要高出常人2～3倍。

十、肺癌是被「氣」出來的嗎？

總結起來，有四種「氣」可歸結為肺癌的高危因素。前面講了「香煙氣（包括二手煙和三手煙）、污染的大氣（包括霧霾、化工、農藥到汽車廢氣等環境污染）、室內空氣（包括裝修污染、廚房油煙和煤燃氣等）」，還有一項是「生氣」，經常生氣，心情不好的人罹癌機率更大，這適合所有的癌症，肺癌更不例外。

科學家們認為，心理因素在癌症的發生中起著「活化劑」的作用。其實致癌因素一直存在於周圍環境中，正常情況下，由於人體免疫功能的控制，使其不能發生作用，而悲觀的情緒可導致人體免疫力下降，這給癌細胞可乘之機，從而導致癌症發病率升高。在各種心理因素中，影響最大的莫過於負面的生活事件。然而「生活事件」普

遍存在於生活之中，幾乎是無人不遇。但為什麼有的人會一「氣」成癌，而有的人又安然無恙呢？生活事件這個外因是怎麼誘發肺癌的呢？

研究發現，大多數癌症患者都有一種性格特質，醫學家們把它稱為「癌症性格」。這些人依賴性大、性格內向，好生悶氣，但不愛宣洩，表面上逆來順受，毫無怨言，內心卻怨氣沖天、痛苦掙扎，生活中一件極小的事便可使其焦慮不安，心情總是處於緊張狀態，憂慮時產生的孤寂、憤怒、悲哀、絕望和無助等負面情緒會引起肺部呼吸抑制，胸悶、憋氣，全身動靜脈血管痙攣，使攜氧的紅血球通過率減少，造成對體細胞的氧和養分供給不足，尤其是容易造成各類腦功能細胞缺氧病變，而導致對臟腑及體內其他功能失控。

當一個人長期處於這種負面情緒狀態下，就會導致神經內分泌活動紊亂，器官功能活動失調，並使免疫能力降低，免疫監視功能減弱，從而影響免疫系統識別和消滅癌細胞的監視作用，使癌細胞得以生成和增殖。

美國哈佛大學公共衛生學院和羅切斯特大學的專家對796名平均年齡為44歲的男性和女性進行了分析，這些人在1996年報名參與了一項健康調查。通過問卷分析參與者壓抑情緒的程度，在12年後對這些參與者進行了同樣的調查，而此時已有111名參與者去世——大多數是由於癌症（癌症風險增加70％）或者心臟病（心臟病風險增加47％）。在分析了參與者的情感得分後發現，那些最可能壓抑憤怒情緒而不表露自己真實想法的人死亡率最高。

壓抑情緒到底為何會導致早亡現在還不清楚。一種理論是，人們為了對付隱藏起來的情緒會轉而求助酒精、香煙和垃圾食品；另一種理論是，壓抑負面情緒會干擾體內的荷爾蒙平衡，增加與細胞損傷有

關的疾病，如癌症、心臟病等的風險。但研究人員強調，該項研究中的死亡病例有限，還需要進一步的研究。

十一、肺癌的發病與年齡密切相關

肺癌的發病率與年齡密切相關，超過45歲肺癌的發病率明顯升高，一方面是隨著年齡增長免疫器官胸腺漸漸萎縮，與細胞免疫相關的胸腺素開始減少，人體免疫監視功能逐漸降低，免疫細胞對一些突變細胞的清除能力下降，導致腫瘤發生。

另一方面，隨著年齡增長，長期的不良環境因素導致各種致癌物質在體內堆積逐漸增加。日積月累的不良刺激，再加上年齡增長，組織細胞退化，對致癌物質的「易感性」增加，這樣在老年人中患肺癌的情況就相對增加了。

十二、診斷水準提高，肺癌的檢出率自然走高

過去由於醫學診療技術落後，許多肺癌患者可能被誤診為肺結核等其他疾病，患者死亡了也不知道是死於肺癌。而今醫學現代化，隨著醫學影像診斷、細針穿刺活檢等新技術的普及，越來越多的肺癌能被及時發現，有許多患者根本沒有症狀，是在體檢中被發現的，因此，從數字上看，肺癌發病率自然持續走高了。

第二篇

防患未然：
執行切實有效的防癌措施

一、肺癌是可以預防的

肺癌雖然是癌症死亡的「第一殺手」，但它卻是各種癌症中病因最明確，因而是最可預防的一種癌症。從某種意義上說，肺癌是一種人造腫瘤，肺癌高發因素主要是人類自身行為造成的，是一種生活方式疾病，因而只要我們行動起來，遠離煙草和致癌危險因素，並盡可能遠離空氣污染的環境，改變不良的生活方式與習慣，就可有效避免肺癌發生。

肺癌的三級預防，其實就是沒有肺癌時做遠離肺癌病因的Ⅰ級預防，定期檢查以發現早期肺癌的Ⅱ級預防，和減少肺癌併發症而進行治療的Ⅲ級預防。

Ⅰ級預防：又稱病因預防，根本在於加強對病因的研究，減少對危險因素的接觸。肺癌進展迅速且預後不良，缺乏有效的Ⅱ級預防措施，應把Ⅰ級預防放在首位。

Ⅱ級預防：又稱「三早預防」，包括早發現、早診斷和早治療。盡可能篩查高危人群，早期發現，及時採取措施，防止進一步發展。主要是定期應用X光線檢查（透視、胸小片、胸正側位片、斷層片、低劑量螺旋CT片）、痰液細胞學檢查、纖維支氣管鏡檢查等。發現可疑情況，再作進一步檢查。

英國、日本、美國的多項研究證明，90%的早期肺癌手術後生存期>10年，因此不必太驚慌，關鍵是提高安全意識，警惕身體的異樣，及時諮詢專業醫師。切忌麻痺大意或聽信偏方，坐失治療良機。

Ⅲ級預防：是在疾病的臨床期為了減少疾病的危害而採取的措施，主要包括對症治療和康復治療，目的是為了防止傷殘和促進功能恢復，提高生存品質，延長壽命，降低病死率。對確診的肺癌患者給

予及時、最合理的綜合有效治療，提高療效，減少併發症，有效防止癌症的復發和轉移。

　　人們總是停留在以往的記憶中，認為肺癌治療總是「死去活來」，但是隨著醫學水準的飛速發展，目前肺癌的治療已今非昔比，把肺癌轉變成「慢性病」的時代已經來臨。本篇主要討論肺癌 I 級預防。

二、美國肺癌發病率變遷的啟示

　　香煙最早是英國人在1881年製成，因吸用方便，以後傳至歐洲各國，成為一種時尚。1947年，英國衛生部發現，肺癌的發病率在過去20年裡增長了15倍，幾乎成為一種流行病。美國、澳洲、日本等國發病率也相繼上升，大家才開始懷疑吸煙與肺癌可能有關。

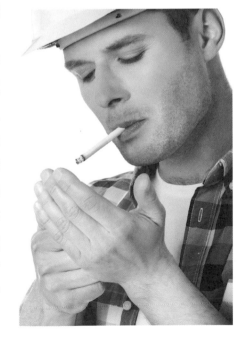

　　1964年，美國公共衛生署署長就吸煙與健康發表報告，稱發現吸煙可導致男性罹患肺癌。從那之後，不斷有研究發現，不管是男性還是女性，罹患多種癌症、心臟病和其他疾病以及死亡的風險升高都和吸煙有關。以後各國紛紛進行研究和大規模的回顧性調查，結論頗為近似：吸煙致癌，而且致癌的可能性與吸煙時間長短、吸煙多少有密切關係。

在美國，男性肺癌的死亡率從1940年11/10萬到1982年的73/10萬和1987年的74/10萬不斷上升。婦女的肺癌死亡率也從60年代的每6/10萬，增加到1987年的28/10萬。然而，在美國開展有關吸煙危害的教育、增加煙稅、無煙空氣法、媒體宣傳、市場行銷的限制、訴訟以及戒煙治療方案等逐一構成了全國性的煙草控制措施後，吸煙率已從1965年的42%（吸煙與健康報告發表後的第一年）下降到2010年的19%。因此在1964年至2012年間發生的歸因於吸煙的死亡總數為1770萬人。

總的來說，估計可歸因於吸煙的早期死亡人數減少了800萬例。美國在降低吸煙率方面取得了巨大的進展，隨之美國男性肺癌的發病率上升日趨平穩，從1973年到1983年僅增加了1%，1987年以後5年則下降了0.5%。1997年估計肺癌死亡人數是17.8萬，1998年有16.01萬人死於肺癌，其中女性肺癌死亡人數為6.7萬，1999年死於肺癌的人數約為15.89萬，2002年肺癌死亡人數為15.49萬人，在美國男性肺癌死亡率不斷下降，這一趨勢已持續了近25年之久，而這一成果在很大程度上是因為美國人吸煙少了。

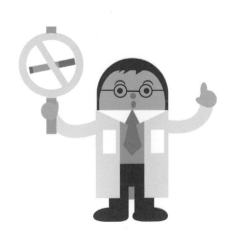

另據一項對戒煙的追蹤隨訪調查顯示：吸煙者在戒煙後肺癌發生的危險性減少。肺癌的發病率在戒煙不足一年內最高；戒煙1～3年內肺癌發病率約下降1/10；戒煙6年後肺癌發病率下降一半以上；戒煙15年後與不吸煙者的肺癌發病率相近。

國內外大量研究結果均建議肺癌患者接受戒煙。相關研究提示65歲早

期肺癌患者繼續吸煙和戒煙者的5年生存率分別為33％和70％，局限期小細胞肺癌患者5年生存率則分別為29％和63％。顯然，戒煙永遠不會太遲，即使已罹肺癌，戒煙後依然會對預後有很大影響，停止吸煙可延長生存期並降低肺癌的復發率。

三、驅散霧霾，喚回藍天

霧霾「大兵壓境」，人人都是受害者，霧霾成了「心肺之患」在社會上已成為共識，霧霾的形成並非一日之過，清除霧霾也並非朝夕之功。治理好大氣污染任務重、難度大，必須付出長期艱苦的努力；要積極開展多種形式的宣傳教育，普及大氣污染防治的科學知識。

大氣涉及許多層面，每個人既是污染的受害者也是污染源。曾有報導，幾年前當霧霾影響美國波士頓近郊時，那裡的居民之間展開了無車日競賽，看誰能在一個月之間累積更多不開車的日子。

每個人都想呼吸新鮮的空氣，享受便捷的交通，但當魚和熊掌不可兼得時，我們有沒有波士頓居民的意識？我們不要一邊抱怨霧霾太重，一邊排放廢氣，讓我們每個人從自身做起，宣導節約、綠色的消費方式和生活習慣。比如少開一天車、減少爆竹燃放、不在戶外燒烤，或夏天把空調溫度調高一點、下班前關掉電腦……共同為改善空氣品質出一份力，喚回藍天將為期不遠。

四、面對霧霾危機，注意自身防護

空氣品質按照空氣品質指數大小分為六級，相對應空氣品質的六個級別，指數越大、級別越高，說明污染的情況越嚴重，對人體的健

康危害越大。

霧霾天時，需注意自身防護：

1.當遇到濃霧天氣要儘量減少外出，特別應注意避免外出運動。

2.如果不得不出門，最好戴上口罩，可防止一些塵蟎等過敏原進入鼻腔。PM2.5非常細小，普通的棉布口罩基本沒有作用，只有正規的N95口罩能夠阻擋。但N95口罩透氣性不高，要注意不要長時間佩戴，以免造成缺氧。

3.儘量遠離馬路。上下班高峰期和晚上大型汽車進入市區這些時間段，污染物濃度最高，外出歸來最好馬上用溫水漱口、洗臉、洗鼻，把附著在口腔、鼻腔和皮膚上的微塵清洗乾淨。

4.霧霾天儘量減少去人多的地方，空氣流通差的地方易造成呼吸系統疾病交叉感染。在家時可選擇中午陽光較充足、污染物較少的時候短時間開窗換氣，如不通風換氣，污濁的室內空氣同樣會危害健康。

5.飲食清淡多飲水、多進食新鮮的蔬菜水果，這樣不僅可補充各種維生素和無機鹽，還能有潤肺除燥、祛痰止咳、健脾補腎的作用。少食刺激性食物，多吃豆腐、牛奶、海魚、蛋黃、瘦肉、乳酪、堅果等，這些食物中富含維生素D，對補鈣很有利。也可多喝羅漢果茶，羅漢果茶可防治霧天吸入污濁空氣引起的咽部瘙癢，有潤肺的良好功效，尤其是午後喝效果更好，因為清晨的霧氣最濃，中午差不多就散去，人在上午吸入的灰塵雜質比較多，午後喝就能及時清肺。還應多吃潤肺化痰的食物，如雪梨、枇杷、柳丁、橘子、柚子、甘蔗、柿子、百合、銀耳、木耳、蓮藕、蘿蔔、胡蘿蔔、山藥、荸薺等，雪梨燉百合有潤肺抗病毒的效果，涼拌黑木耳能清腸排毒。霧天還可多食綠豆湯、紅豆湯、豆漿、蓮子心煮水喝等，能增強免疫力。

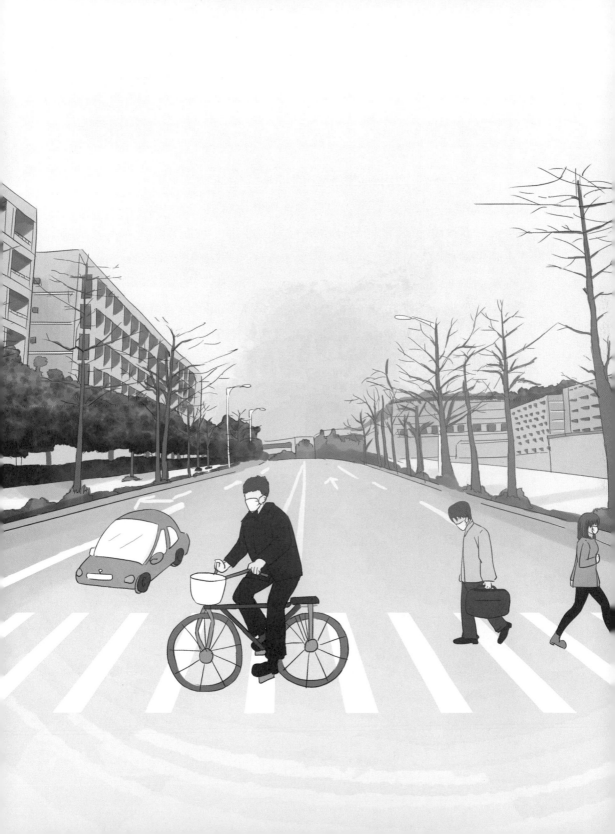

五、改變烹飪習慣，遠離油煙危害

該如何減少廚房油煙對人的危害呢？要想做菜更健康，必須改變「急火炒菜」的烹飪習慣，就能夠遠離油煙危害。

旺火炒菜看起來很美，但吃起來不健康，而且油煙更大。因為旺火時油的溫度會超過300度，這時極易產生致癌物苯並芘，致癌物微粒還會附著在菜和抽油煙機上，危害人體健康。基本原則是提倡蒸、煮、燉，儘量少煎、炒、炸，就能把油煙對肺部的傷害降到最低。

另外，炒菜時如果不注意油溫，也會產生過多油煙，危害人體健康。很多人在做菜時習慣等油冒煙了才開始放菜，這種習慣是過時的觀念，是非常害人的。現在人們炒菜用的油和從前不同，同樣看起來是冒煙了，但現在的油冒煙時的溫度比以前要高上幾十度。因此，千萬不能再等油冒煙了才開始炒菜。

那麼，該如何判斷油的溫度適時放菜呢？最簡單的方法是把竹筷子插入油中，當其四周冒出許多小氣泡時就表示溫度夠熱食材可以下鍋了；也可以扔一小片蔥花到鍋裡，如果蔥花周圍冒出大量的泡泡，就說明油溫可以炒菜了；如果蔥花變色甚至變焦，則說明溫度過高了。

適時放菜不僅能減輕「油煙綜合症」，從營養學角度看，維生素也得到了有效保存。還有，菜千萬不要炒到發黃甚至焦糊，糊掉的菜不僅含丙烯醯胺，更含有氨基酸分解和油脂過熱產生的多種有毒物質，它們會增加癌症的風險。

更重要的是要做好廚房的通風換氣，在烹飪過程中產生的油煙就屬於PM2.5，其中含有多種致癌物質，要想減少油煙對人體的傷害，一個有效途徑就是迅速排除廚房油煙，要始終打開抽油煙機，烹調結束後延長排氣5～10分鐘。

也不要使用反復烹炸過的油。有的家庭主婦為了節省油，炸魚、炸排骨用過的油反復使用，殊不知反復加熱的食油不僅本身含有致癌物質，它所產生的油煙含致癌物也更多，危害更大。

六、科學合理飲食預防肺癌

肺癌與人們的生活方式，尤其是飲食習慣有著密切的關係。例如：飲食中某些營養素攝入不足或不平衡往往增加患肺癌的危險性，而某些食物中則含有一些抑制肺癌的成分，經常攝入可能具有預防肺癌的作用。

肺癌的發生大多與人體的免疫功能不正常有關，而人體需要的礦物質、維生素、蛋白質、脂肪的多少，對人體免疫功能有著明顯的影響，因此科學合理地調整飲食結構，把營養豐富的滋補食物融入到日常飲食中，特別是富含類胡蘿蔔素的蔬果，是預防肺癌的有效方法。

體內缺乏維生素A是誘發肺癌的因素之一，而 β -胡蘿蔔素恰恰是合成維生素A的必要成分。 β -胡蘿蔔素多見於深綠色蔬菜中，含維生素A豐富的食物有：動物肝臟、豬肉、雞肉、蛋類、牛奶、魚類、海產品、蟹、魚肝油，大米、綠豆、胡桃仁、蜂蜜、番薯、大白菜、萵苣、青豌豆、胡蘿蔔、芹菜、番茄、茄子、南瓜、黃瓜、菠菜、韭菜、洋蔥、綠花椰菜，梨、蘋果、枇杷、櫻桃、香蕉、桂圓、荔枝、西瓜、甜瓜、芒果、木瓜、哈密瓜。

多吃富含維生素E的食物，可使吸煙者的肺癌發病率大大降低。富含維生素E的食物有：穀類、蛋類、玉米、小米、燕麥、蕎麥、全麥食品、小麥胚芽、動物肝臟、肉、魚類及乳製品，胡麻油、小麥胚芽油、葡萄籽油、豆油、芝麻油、葵花籽油、菜籽油、花生油等，幾乎

所有綠葉蔬菜中都有維生素E，捲心菜、萵苣、豆芽、南瓜、菠菜、甘藍、甘薯、山藥、豌豆、芹菜、辣椒、番茄等，葵花籽、核桃、杏仁、榛子、薏米、芝麻、奇異果、香蕉、梨均含量豐富。值得注意的是，糙米中含維生素E的含量比精米高6.25倍。

在此要特別提醒的是：維生素製劑不能代替蔬果，服用維生素製劑反而增加危害。2007年2月，國際權威醫學雜誌《美國醫學會雜誌》發表了一項由多國研究人員共同完成的研究，該研究涉及人數達180938人，得出以下結果：服用維生素E的人死亡率增加4%，服用β胡蘿蔔素的人死亡率增加7%，服用維生素A的人死亡率增加16%，而且沒有證據表明維生素C能延年益壽。

可以預防肺癌的蔬菜

●甘薯：又稱地瓜、番薯等，含有豐富的糖、蛋白質、膳食纖維、賴氨酸、胡蘿蔔素、維生素A、B、C、E以及鉀、鐵、銅、硒、鈣等10餘種微量元素，被世界衛生組織評選為最健康食品，排在13種最佳蔬菜之首。

●胡蘿蔔：含有豐富的胡蘿蔔素，且在高溫下也很少被破壞，並容易被人體吸收，胡蘿蔔素在腸道中經酶的作用後可變成人體所需的維生素A，而維生素A具有防癌抗癌作用。長期吸煙的人，每日如能飲半杯胡蘿蔔汁，在預防肺癌方面具有一定的效果。

●白蘿蔔：有清解，利尿，消炎，化痰止咳等功效，蘿蔔含抗癌物吲哚，實驗表明可減少動物腫瘤的生長。蘿蔔中鋅含量高，近年發現鋅元素有很強的抗癌活性。

●大白菜：含有豐富的維生素A和維生素C，其中維生素A的含量比黃瓜高1.8倍，維生素C的含量比黃瓜高4倍、比番茄高1.4倍。維生素C能阻止致癌物質亞硝胺的生成，同時能抑制癌細胞增殖。大白菜含有心臟代謝不可或缺的微量元素硒，硒通過吞噬細胞的功能能夠影響癌細胞的能量代謝和干擾癌細胞的蛋白合成，從而抑制癌症，還能夠影響化學致癌物的代謝，使它們失去致癌的活性。大白菜還含有一種叫做吲哚-3-甲醇的化合物，它能促進人體產生一種重要的酶，這種酶能夠有效抑制癌細胞的生長和分裂。大白菜所含有的微量元素鉬，是人體金屬酶的重要組成部分，能阻斷亞硝胺等致癌物質在人體內生成，所以能防止癌症發生。

●黃瓜：含豐富蛋白質、脂肪、糖類化合物、礦物質、維生素A、B_1、B_2、C、E和丙醇二酸等成分。吃黃瓜可清熱利尿，是價廉物美的抗肺癌食物。

●番茄：具有滋陰祛濁的功效。番茄紅素是一種很強的抗氧化劑，有抗氧化損傷、有效清除自由基，可增強人體免疫功能，番茄紅素能促進一些具有防癌、抗癌作用的細胞素分泌，如白血球介素2，啟動淋巴細胞對癌細胞的溶解作用；被啟動的淋巴細胞又能釋放細胞因數如腫瘤壞死因數等，對腫瘤細胞具有殺傷作用。從而發揮全身保健和防癌的作用。特別對吸煙者發揮了很強的抗癌效果，據報導，多吃番茄，肺癌發病率會減少30%～40%。

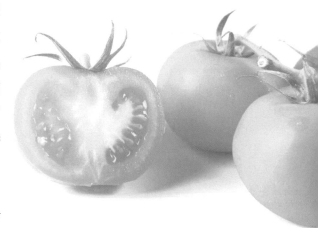

●真菌食品：包括香菇、冬菇、金針菇、猴頭菇和黑白木耳等，含

多糖類成分和干擾素誘導劑，能抑制腫瘤。科學實驗證明，多糖有調節人體「抗癌系統」免疫功能，從而抑制癌症生長和減輕癌症患者的症狀。

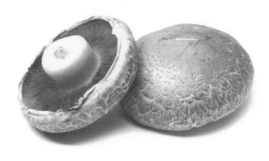

●百合：具有養肺滋陰、潤肺解渴、止咳止血、清心安神的功效，可幫肺臟抗擊毒素，食用百合藥膳對預防肺癌有良好效果。

●山藥：富含多種營養成分，乾品B族維生素的含量是大米的數倍，蛋白質含量是大米的兩倍。山藥含大量纖維素、黏液蛋白、皂甙、尿囊素、膽鹼、多糖、人體必需的氨基酸、脫氫表雄酮，豐富的鉀、鈣、碘、鐵、磷等。山藥多糖能清除多種自由基，提高人體抗氧化酶系統活性，減少氧化產物含量，提高免疫功能。

●芹菜：富含蛋白質、脂肪、碳水化合物、維生素及礦物質，具有化痰下氣、平肝清熱、健胃利尿、祛風利濕、鎮靜降壓的功效，還含有揮發性的芹菜油，能促進食欲。多吃芹菜可抵消煙草中有毒物質對肺的損害，在一定程度上能防治肺癌。

●菠菜：含有豐富的胡蘿蔔素、維生素C、鈣、磷、鎂及一定量的鐵、維生素E等有益成分，能供給人體多種營養物質，菠菜中含有多種抗氧化物，有助預防自由基損傷。英國諾丁漢的研究者發現，菠菜中富含的元素鎂可促進肺部呼吸，每天吃1碗菠菜可使患肺癌的機率至少降低一半。

●豆芽菜：含有大量植物性硫配醣體，可防止煙霧和空氣中的污染物引發肺癌。

●大蒜：大蒜中的脂溶性揮發性油能啟動巨噬細胞，提高機體的抗癌能力，還含有一種含硫化合物，具有殺滅腫瘤細胞的作用。

另外，綠花椰菜、花菜、竹筍、茄子、綠豆、南瓜、生薑、海帶、豬肺、海藻、紫菜、蜂蜜、牛奶等都是預防肺癌的上選蔬菜，多吃可預防肺癌發生。

可以預防肺癌的水果

　　●**無花果**：在無花果的枝葉、果實中含有活性抗瘤物質，對癌細胞有明顯抑制作用，能阻止癌細胞的蛋白質合成，導致其失去營養而壞死，對正常細胞又不會產生毒害。無論乾鮮，無花果均可入藥。肺熱、聲音嘶啞時，服用冰糖水煎無花果，可有去火消啞的作用。咽喉腫痛時，吃上幾顆會減輕疼痛。無花果對肺癌等有一定預防作用，是肺癌患者的食療佳果。

　　●**草莓**：含有大量的維生素及鈣、磷、鐵等。草莓中含有鞣花酸，能保護機體免受致癌物的傷害。豐富的維生素C可阻斷致癌物質亞硝酸鹽的形成，抑制癌細胞增殖。草莓還含有多種果酸，能增進食欲，幫助消化，果酸和纖維素能加強腸道的蠕動和分泌功能，常吃草莓可幫助預防肺癌、胃癌、腸癌和胰腺癌。

　　●**奇異果**：含有豐富的維生素C、A、E及鉀、鎂、纖維素之外，還含有其他水果比較少見的營養成分——葉酸、胡蘿蔔素、鈣、黃體素、氨基酸、天然肌醇。奇異果的鈣含量是葡萄柚的2.6倍、蘋果的17倍、香蕉的4倍，維生素C的含量是柳橙的2倍。它所含的抗突變成分谷胱甘肽，有利於抑制誘發癌基因的突變。

　　●**香蕉**：富含鎂、鉀元素，有清熱解毒，利尿消腫，潤腸通便的功

效。香蕉能增加白血球，有改善免疫系統的功能，還能產生攻擊癌細胞的物質，而越成熟其抗癌功能越明顯，對預防肺癌有良好功效。

另外，蘋果、梨、柑橘、葡萄、菱角、大棗、石榴等都是很好的防癌水果。

可以預防肺癌的零食

也許有人覺得吃零食是不好的習慣，其實，好的零食可以幫助穩定血糖、抵禦饑餓，減少暴飲暴食。更棒的是，許多零食不僅可口，還能抗癌。

●杏仁：含有豐富的維生素E。杏仁自古就被認為是能止咳潤肺、降氣清火的健康食品，常食杏仁除能養肺，還可提高人體的免疫功能。杏肉中富含維生素A，還含有維生素C、兒茶酚、苦杏仁甙、多種微量元素及黃酮類物質，這些成分對人體均有直接或間接的抗癌功效。特別是杏乾，含有較多的微量氰化物，可殺死癌細胞，預防肺癌。

●黑巧克力：巧克力有多種抗氧化物，黑巧克力的抗氧化活性是紅酒的3倍，多酚含量更是綠茶的4倍。最新研究發現，純度65％以上的黑巧克力能餓死癌細胞，且純度愈高愈好。牛奶巧克力或巧克力醬的抗氧化活性其實非常低。

●開心果：開心果含有γ生育酚可降低肺癌風險；白藜蘆醇含量僅次於紅酒，能抗癌與預防心血管疾病；植物固醇能保護心血管健康。但要選擇無調味的開心果，且一天不超過一把，在不增加體重指數情況下食用，可降低患肺癌的危險。

●花生：含豐富的脂肪油和蛋白質、有潤肺止咳、滋補氣血，養血通乳的作用。花生不含膽固醇，而含有豐富的維生素C和不飽和脂肪

酸，可使人體肝臟內膽固醇分解為膽汁酸排出體外，因而能顯著降低膽固醇在體內沉積，對心血管疾病有很好的預防作用。花生含豐富的兒茶素、維生素E、微量元素鋅、硒和生物活性很強的天然多酚類物質——白藜蘆醇，可有效預防肺癌發生。

去除果蔬農藥污染的小妙招

農藥是人體致癌、致突變的根源之一，癌症高發與吃殘留農藥的蔬果有關。所以很多人在吃蔬果時對殘留的農藥很糾結，想要吃得放心，就得學會怎樣去除蔬菜殘留的農藥。

●洗滌法：這是降低農藥殘留最常用的方法，可去除蔬果表面大部分農藥殘留。

1.鹼水洗滌法：將小蘇打粉一湯匙泡水，水會變成微黃顏色，再把水果蔬菜放進去浸泡2～3分鐘。

2.洗潔精法：用洗潔精300倍稀釋液，可去掉蔬菜中的病菌、蟲卵和殘留農藥。

3.用淘米水清洗蔬果。

4.水中加入稀鹽可減少蔬果上砷的殘留。

需要提醒的是，上述方法洗滌後必須用流水沖洗乾淨。主要用於葉類蔬菜，如菠菜、韭菜、生菜、小白菜等。

●去皮法：農藥殘留多分佈在食物表面，因此，除去穀物外殼、水果果皮、根莖類蔬菜的外葉，可減少40%～90%的農藥殘留。如蘋果、柑橘、梨、葡萄及馬鈴薯、冬瓜、胡蘿蔔、黃瓜等蔬果類，儘管從營養的角度有所損失，但是從安全角度看是值得的，尤其洗滌後仍不能確保其安全時可剝皮再食用。

●水煮法：蔬菜在水煮過程中可消除農藥的殘留，如氨基甲酸酯

類殺蟲劑經加熱分解會溶於水中，隨水蒸氣而蒸發。常用於芹菜、菠菜、小白菜、青椒、花菜、豆角等。據試驗，可清除90%以上的殘留農藥，但同時也會導致果蔬營養流失50%以上。

●貯存法：不要立刻食用新採摘的未削皮水果。農藥在環境中可隨時間的推移而緩慢地合成對人體無害的物質，所以對易於保存的瓜果蔬菜經過一定時間的貯存可減少農藥殘留量。此法適用於蘋果、奇異果、冬瓜等不易腐敗的品種，還有如韭菜等葉菜中農藥殘留相對較高，放置一段時間，空氣中的氧與蔬菜中的色酶對殘留農藥有一定的分解作用。購買蔬菜後在室溫下放24小時，殘留化學農藥平均消失率為5%。

●晾曬法：利用陽光中多光譜效應，使蔬菜中部分殘留農藥被分解、破壞。這樣經日光照射曬乾後的蔬菜，農藥殘留較少。據測定，鮮菜、水果在陽光下照射5分鐘，有機氯、有機汞農藥的殘留量損失達60%。

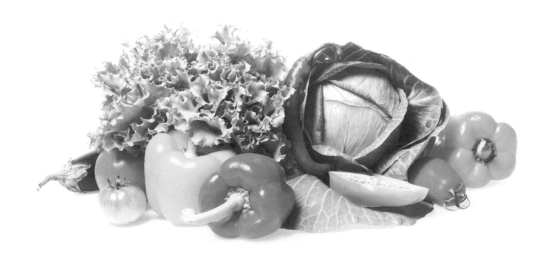

第三篇

張開診斷肺癌的
天羅地網

由於肺癌的病情隱匿，早期常不易察覺，幾乎2/3的肺癌患者在就診時已是晚期（Ⅲ期或Ⅳ期）。怎麼才能發現肺癌呢？以下介紹肺癌的首發症狀及篩查要點。

一、肺癌有哪些首發症狀？

所謂首發症狀，就是肺癌患者最早出現的症狀。症狀與原發腫瘤的部位有關，中心型肺癌表現為刺激性乾咳、憋氣、同一部位反復發作的肺炎、咯血或哮喘，喉返神經、膈神經壓迫症狀或上腔靜脈壓迫綜合症。

●咳嗽：是肺癌患者最早和最常見的症狀，由於起病時常類似感冒或支氣管炎，故不易引起重視。咳嗽、發熱伴有輕度肺炎，在抗炎治療下有吸收好轉，甚或全部吸收，痰液癌細胞檢查又是陰性的患者，常使患者自己增添「安全感」，減低對癌症的警惕性，甚至認為可排除癌症而不再就醫。但有時經幾個月後在原處又重複出現肺炎，成為原處「再發性肺炎」，這常是阻塞性肺炎經治療好轉後又復發的肺癌表現，應避免失去早期治療的機會。辦法是在第一次肺炎時進一步作支氣管鏡檢查，即可提早發現。

●咯血：是肺癌的第二個常見症狀，常因癌組織侵犯支氣管黏膜而引起，常為血絲痰，可持續數周、數月或呈間歇出現，易被疏忽。中年以上出現血痰者，約半數為肺癌所致。有咳血而X光線檢查肺部陰性者，不能立即排除肺癌，必須作不少於6次的痰液癌細胞檢查。如痰液癌細胞呈陽性，則必須深入做支氣管鏡檢查，可發現在X光線胸片上見不到的，但在支氣管鏡下可見到的在段支氣管遠端的亞段支氣管口的微小癌灶，以減少漏診，提前確診。對咳血而X光線和痰液癌細胞均為

陰性的患者，宜隨訪就診不少於6個月，有時可見到在一年左右再在肺部發現癌變病灶。

●**胸痛**：約占肺癌患者的半數以上，特別是周圍型肺癌，胸痛可為首發症狀。也有憋氣或胸腔積液等症狀，胸腔積液多為血性。大的周圍型病灶有中心壞死、空洞形成，最終出現類似肺膿腫的表現。

●**發熱**：不明原因的發熱，抗生素藥物治療效果欠佳，發熱常為肺癌首發症狀，其後才出現癌壓迫、液化、增大引起的一些其他症狀。肺癌發熱時輕時重，每天至少有一次超過37.8℃；持續時間可達數周以上，伴有感染時可出現連續高熱，感染消除後仍會持續發熱。肺癌發熱時應用抗生素和抗過敏藥物無明顯作用，但應用抗癌藥物後可使發熱尤其是高熱減輕。

遠處轉移灶引起首發症狀

●**聲音嘶啞**：聲音嘶啞是肺癌最重要的一個首發特徵，是由於肺癌轉移灶壓迫同側喉返神經，引起聲音嘶啞，同側聲帶麻痹並固定在正中位。由於肺癌的轉移灶在早期即可出現，並且轉移灶的癌細胞惡性程度高，生長有時比原發腫瘤快，因此轉移灶的臨床表現可先於原發灶出現。

聲音嘶啞是一種常見病、多發病，有些發生聲音嘶啞的原因與我們的日常生活有關，比如嗓子發炎或者大喊大叫所導致等，也可發生於講話過度甚至大量吸煙飲酒之後。這類嘶啞一般均可對症處理或經休息而自癒，但若是肺癌引發的聲音嘶啞，症狀嚴重，與上述嘶啞絕對不同，難以治療。此時應高度重視，儘早到醫院檢查就醫。

●**神經系統症狀**：出現無原因的頭疼、嘔吐、視覺障礙及性格、脾氣改變，可能是肺癌轉移到腦部引起的顱內高壓或腦神經受損所致。

也可發生突然昏迷、失語、一側肢體無力甚至偏癱等神經系統症狀，因肺部症狀不明顯，常誤診為腦血栓、腦腫瘤。多見於小細胞肺癌、腺癌類型。頭痛為最常見的症狀，嘔吐多出現在頭痛激烈時，特點為噴射性嘔吐；出現複視、視力障礙則說明腫瘤已經壓迫或侵犯到視神經。

肺癌腦轉移是因為腦血管與供應大腦的椎動脈、頸動脈叢之間存在大量的吻合支，致使肺癌細胞可不經肺毛細血管的過濾作用，直接經心臟、頸動脈而發生血道轉移至腦。

●上腔靜脈壓迫綜合症：約5%～10%的肺癌患者以此為首發症狀，由於腫瘤壓迫上腔靜脈，使上胸部靜脈和上肢靜脈怒張，引起頭面部、頸部及上肢水腫，可伴頭暈、頭脹、頭痛。有文獻報導352例上腔靜脈受壓綜合症，其中由肺癌引起占68%，淋巴瘤占6%，其他腫瘤占9%，非惡性疾病占16%。另有一文獻總結340例肺癌引起的上腔靜脈受壓綜合症，其中小細胞肺癌占41%，鱗癌占27%，腺癌占14%，大細胞癌占13%，未定型癌占6%。

●貌似肩周炎的肺上溝癌：位於上葉尖部肺癌正處在胸廓入口處，稱肺上溝癌，又稱肺尖癌，由於所在部位空間狹小，很容易侵及下頸椎及上胸椎，而此處正是臂叢神經發出的地方，必然會壓迫侵犯該神經，而臂叢神經又發出許多神經分支，例如腋神經。腋神經如果受壓或被侵犯，就會引起臂部持續性疼痛，進行性加劇，甚至上肢外展無力，同側上肢麻痹、手部肌肉尤其是大小魚際萎縮等症狀。肩周炎的主要臨床表現也是肩臂部疼痛、抬臂困難，而它在中老年人群中又是常見病，因此，許多中老年人的肺上溝癌一開始都會誤認是肩周炎，直到疼痛呈進行性加劇，難以忍受，甚至出現轉移時才來就診。不過，肩周炎引起的肩臂部疼痛與肺上溝癌的不大一樣，肩周炎疼痛範

圍局限於一處，程度要輕，臨床治療效果要好，而且不會在短期內出現進行性加劇。當臨床表現出本病徵象時，應進一步查找病因，避免漏診或誤診。

　　肺上溝癌壓迫頸部交感神經可引起頸交感神經綜合症，又稱為霍納綜合症，是由於交感神經中樞至眼部的通路上受到任何壓迫和破壞，引起病側瞳孔縮小、眼球內陷、上瞼下垂及患側面部無汗的綜合症。

　　●總喊腰背痛，實是骨轉移：有的肺癌患者並沒有咳嗽、氣急等不適，反而是腰背部疼痛不止，經過多項檢查最後才發現原來是肺癌。約有2.3%患者以骨轉移為首發的肺癌症狀，約30%～50%中晚期肺癌患者會發生骨轉移。由於中老年人常出現的骨、關節疼痛，與肺癌骨轉移的疼痛，從症狀上來說沒有明顯的差異和區別。因此，長時間關節疼痛，包括腰痛、肩痛、胸痛等患者，不能忍，應儘快到醫院檢查是否是因肺癌導致的骨轉移。

　　肺癌骨轉移的發生率與部位和原發癌的病理類型有關。腺癌骨轉移發生率最高，其次為小細胞肺癌和鱗癌。骨轉移的病灶以多發為主，其好發部位依次為：肋骨、胸椎、腰椎、骨盆。腺癌以胸部及骨盆轉移為主，其原因可能為腺癌多發生於肺的周邊，易造成直接侵犯而累及肋骨及胸椎。另外，癌細胞經血液循環到

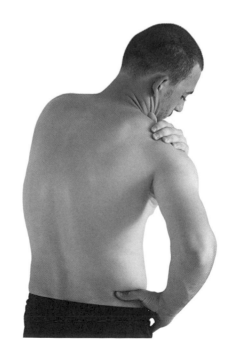

達骨骼，也易在含紅骨髓的軀幹骨生長和繁殖，而較少在含黃骨髓的四肢長骨生長。

早期肺癌骨轉移的症狀不明顯，疼痛是晚期肺癌骨轉移的症狀中最突出的。從產生骨轉移到出現臨床疼痛，往往需要1年以上時間。肺癌骨轉移的症狀特點是位置固定、疼痛逐漸加重，夜間較明顯；胸椎轉移會產生束帶樣疼痛；腰椎轉移常發生沿下肢外側向足外側的放射性疼痛，隨咳嗽、排便等活動加重，類似骨質增生或椎間盤脫出的坐骨神經痛。

肺癌骨轉移最常見的誤診是當成椎間盤突出，如果按照腰椎間盤突出症治，按摩或手術都會加速骨質的破壞，一旦骨折就會造成截癱，給患者留下終身遺憾。所以要特別提高警惕，患者第一次看病時，最好做腰椎MRI或CT，明確有無原發病。骨轉移並非威脅肺癌患者生命的直接原因，但如癌轉移到機體承重骨，如頸椎、胸椎、腰椎等部位，則可造成癱瘓的嚴重後果，因此對肺癌出現骨轉移患者應及時開展針對骨轉移的治療。

腫瘤伴隨綜合症

由於腫瘤的異位內分泌作用所致，約有10%～20%的肺癌患者伴有腫瘤伴隨綜合症，最常見的是小細胞肺癌和鱗癌，其他常見的腫瘤伴隨綜合症有：肺源性骨關節病綜合症（杵狀指、骨關節腫痛、骨膜增生等）、抗利尿激素分泌異常綜合症、高鈣血症等，還有庫欣綜合症、重症肌無力或男性乳腺增大等情況，約16%的患者伴有神經肌肉症狀；部分患者合併皮膚病，如硬皮病、黑色棘皮病。這些症狀發展較快，呈對稱性，一般在幾個月甚或一年後肺部再出現癌變。故在這類症狀出現後，宜作肺部隨訪檢查不少於一年。

指、趾第一關節肥大，指甲突起變彎，常伴有疼痛，且大多數在肺癌手術後消失

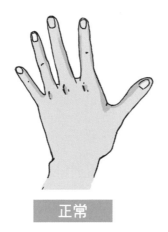

正常

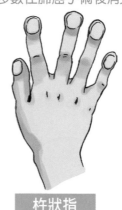

杵狀指

●**杵狀指**：有患者在肺癌出現前半年到一年左右，手指末端出現肥大膨脹，像鼓槌的樣子，有的還伴有遊走性關節炎症狀。產生此類症狀原因是肺癌細胞可產生某些特殊的內分泌激素（異源性激素）、抗原和酶，這些物質運轉作用於骨關節部位，而致骨關節腫脹疼痛，指趾末端往往膨大呈杵狀，X光檢查可見骨膜增生。

●**抗利尿激素分泌異常綜合症**：肺癌組織能合成抗利尿激素（ADH），並自主性釋放到血液中，產生相應水鈉滯留、低鈉血症等症狀。

臨床症狀的嚴重程度與血鈉水準下降速度有關。出現稀釋性低鈉血症，血鈉水準輕度降低（130～135mmol/L）一般不會導致患者出現明顯的臨床症狀。如果血鈉水準低至120～130mmol/L時，患者可能出現乏力、食欲下降和行走困難等，也可能出現神智異常、興奮、嗜睡甚至昏迷等精神異常；當血鈉＜120mmol/L時出現無力、食欲不振、噁心嘔吐、嗜睡、煩躁，甚至精神失常；當血鈉＜110mmol/L時出現驚

厥、昏迷甚至死亡，因水滯留一般不超過3～4升，且部分水轉移到細胞內，故一般無水腫。據統計，約70％～80％的肺癌確診時已為晚期，這提示臨床醫師，對於持續低鈉血症患者應予充分重視，尤其是對常規檢查不能明確病因的SIADH者，應儘早行全面、詳細檢查，以避免誤診、漏診。

●高鈣血症：臨床上將血清鈣濃度大於2.75mmol/L稱為高鈣血症。肺癌患者中6％～38％有惡性高鈣血症，肺癌出現高鈣血症的原因為局部骨質溶解（小於20％的病例有這些現象）和惡性體液高鈣血症。肺癌轉移到骨頭的患者會出現局部骨質溶解。高血鈣可與嘔吐、噁心、嗜睡、煩渴、多尿和精神紊亂等症狀同時發生，多見於鱗癌。肺癌手術切除，血鈣可恢復正常，腫瘤復發又可引起血鈣增高。

●庫欣綜合症：表現為滿月臉、向心性肥胖、痤瘡、紫紋、高血壓、繼發性糖尿病和骨質疏鬆等。這些表現與垂體病變導致庫欣綜合症（庫欣病）很容易混淆。因此對於有相應表現的患者應常規篩查肺部病變，對可疑病例進行全面檢查，以明確腫瘤定位。

●肌無力綜合症：50歲以上男性患者居多，約2/3伴發癌腫，以小細胞型肺癌最多見；主要是四肢近端的軀幹肌肉無力，下肢症狀重於上肢；消瘦和易疲勞，行動緩慢。肌肉在活動後即感到疲勞，偶見眼外肌和延髓支配肌肉受累。約1/2病例有四肢感覺異常、口腔乾燥、陽痿，膽鹼酯酶抑制劑對治療無效。腱反射減弱但無肌萎縮現象。而重症肌無力40歲以下女性多見，常伴胸腺腫瘤，全身肌肉均可受累，以活動最多的肌肉受累最早，肌無力晨輕午重，活動後加重，休息後減輕或消失；腱反射通常不受影響；膽鹼酯酶抑制劑治療有效。

●男乳女性化：男性乳房出現女性化，一側或兩側增大，甚至變得像女性乳房那樣豐滿，也常是肺癌的早期信號之一，而且這種症狀出

現時間比咳嗽、痰中帶血、胸痛、氣促等肺部症狀早一年左右。這是因為某些肺癌細胞能分泌出絨毛膜促性腺激素，這種激素可引起乳腺組織增生，使乳房肥大。日本有人調查了267例肺癌患者，其中早期出現男性女乳者占7.5%。男乳女化常被忽視，甚至誤診為單純乳腺增生而被切除。

●**多發性肌炎**：亦為肺癌早期症狀之一。據統計，85%先於肺癌典型症狀出現，表現為漸進性周身無力，以對稱性肢體近端肌肉無力、疼痛和壓痛為主徵。可累及咽肌、呼吸肌和頸肌。晚期可有肌萎縮，食欲減退，加重時行走困難，臥床難起。

醫生提示

　　為了防止將單個轉移性肺癌誤認為是原發性肺癌，患者必須詳細回憶全身其他系統是否有過任何症狀發生，並向醫師提供，同時醫師也必須重視這一點，因為原發性肺癌和轉移性肺癌兩者的治療方法完全不同。如患者遺漏敘述了一段在一個月前有大便出血史，幸得主診醫師在診病時詳細詢問後發現，結果查得原發癌在直腸而肺部圓形病灶實為轉移性癌灶。

二、如何發現無症狀早期肺癌？

　　先來看兩個實例：老李多年來堅持每年一次體檢，檢查時被發現肺部有一小點陰影，確診為肺癌，隨即做了手術，已經8年多了，身體狀況一直不錯。而據文獻報導，經過手術治療的Ⅰ期患者的10年存活

率達到92%。

老張近幾年老是咳嗽，總以為是氣管炎的老毛病，但最近身體狀況越來越差，到醫院檢查，確診為肺癌晚期，對此現代醫學已經無能為力，僅僅存活3個月。

兩位患者，患了同樣的病，結局卻有天壤之別，其原因就是老李通過定期體檢，早期發現並盡早治療。醫藥界有句古語「不治已病治未病」，就是查出沒有自我感覺但已經發生的疾病，做到早期治療。體檢目的就是治「未病」，健康與疾病之間並不存在明顯的界限。一個人的機體可能潛伏著病理性缺陷或功能不全，而表面上卻仍很「健康」，當身體處於健康與非健康的臨界狀態時，及時體檢就能抓住最佳處置時機。如果早期發現、及時治療，各種惡性腫瘤的治癒率均會明顯提高。

無症狀的早期肺癌大多見於周圍型肺癌，其直徑常在2公分左右，一般都在體檢時發現或在綜合性醫院因其他系統疾病檢查而發現，但要從整個人群中普查早期肺癌患者，在國際上早已被否定，因人力、物力消耗太大，費用太高而發現率太低，一般多以高危人群為對象。

所謂肺癌高危人群是指危險性較高、易患肺癌的人群，如男性，45歲或以上，有家族病史者、有吸煙史，特別是吸煙指數在400支•年以上者（吸煙指數=每日吸煙支數［如20支］×吸煙年數［如20年］=400支•年）以及有肺癌流行史的工礦產業中的直接接觸原料和產品的人群。若自知屬高危人群，應主動作定期健檢。由於致肺癌的病因不限於吸煙，所以在發病高峰年齡期（60〜80歲），不論性別都屬高發人群，都應定期檢查，以便及時發現早期肺癌。

一般而言，凡40歲以上，無論男女、吸煙與否，有無症狀，只要經濟條件許可，每年均應做健康體檢。醫生可依靠患者的病史、體

格檢查和有關的實驗室檢查，特別是胸部的影像學檢查來發現肺部病灶，判斷是否為肺癌，必要時可在影像設備引導下進行穿刺活檢，做出病理學診斷。

以往胸部影像學檢查主要包括：透視、X光胸片和常規胸部電腦斷層掃描（CT），近年來已多採用低劑量螺旋CT掃描，在具備能查出更早期（小於1公分）的肺癌病灶的基礎上，使檢查者受到的X光線輻射劑量減低到常規CT掃描的40%左右。

三、血液中尋找肺癌的蛛絲馬跡

腫瘤標誌物是指由腫瘤細胞產生而來的，或由於腫瘤刺激使機體產生的，在血液、體液或組織中含量明顯升高的一類生物活性物質。正常狀況下這類物質不存在或含量較低，但在腫瘤發生時含量可升高。再狡猾的肺癌也可能會在血液或體液中露出蛛絲馬跡。

最早發現的腫瘤標誌物是在1848年，Henry Bence Jones發現骨髓瘤患者尿液中有一種特殊的蛋白，後來被稱為本周蛋白，直到現在它仍是多發性骨髓瘤的診斷指標之一。1965年Gold從結腸癌組織中發現癌胚抗原（CEA），從此，腫瘤抗原在腫瘤診斷中開始引人注目。

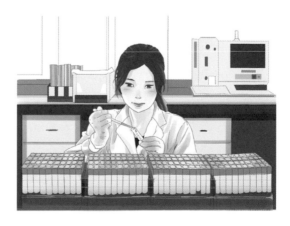

隨著醫學的發展，腫瘤標誌物的檢測技術也得到了升級換代。比如在血清檢測

中，傳統多採用放射免疫分析（RIA）和酶聯免疫分析（ELISA）法；如今有了全自動免疫化學分析系統（化學發光免疫分析系統；螢光免疫分析系統和電化學發光免疫分析系統），對血清腫瘤標記物檢測具有快速、準確、定量。

當前，腫瘤標誌物的檢測已從細胞水準深入到分子基因水準，腫瘤基因標記成為當今研究的熱點，因為它在腫瘤發生和發展機制研究中具有重要作用。

醫生提示

由於多種分析儀檢測方法設計的不同、使用的標準品不同，還有抗體特異性的差異，使得不同儀器檢測到的結果有差異，特別是糖類抗原CA系列的腫瘤標誌物目前都沒有國際標準化，不同方法測出的結果無可比性。因此，在療效觀察過程中，如因檢測方法改動引起的含量變化，必須用原法同時測定核實。建議在隨訪過程中最好在同一家醫院的同一個實驗室用同一種方法進行腫瘤標誌物的監測，以便觀察其變化趨勢。

肺癌患者血液腫瘤標誌物的檢測有助於肺癌的診斷、預後及療效觀察。目前臨床常用的肺癌腫瘤標誌物有：

癌胚抗原（CEA）

CEA是存在於成人癌組織中的一種胚胎蛋白，1965年被發現。CEA是胚胎期的小腸、肝臟、胰腺合成，成人血清含量極低（一般<5 μg/L），而在結腸癌、胰腺癌、胃癌、小腸腺癌、肺癌、肝癌、

泌尿系統癌症和乳腺癌患者，多有升高。胃液（胃癌）、唾液（口腔癌、鼻咽癌）以及胸腹水（肺癌、肝癌）中CEA的陽性檢出率更高，而且這些腫瘤「浸泡液」中的CEA可先於血液中存在。在消化系統癌症時它隨病程的進展而升高。CEA含量與腫瘤大小、有無轉移存在一定關係，當發生肝轉移時，CEA的升高尤為明顯。

在多種惡性腫瘤患者中，血清CEA水準均可出現明顯升高，但是它的靈敏度低，陽性率不高。因此，CEA是一種廣譜的腫瘤標誌物，雖然不能作為診斷肺癌的特異指標，更不能單憑CEA指標作為肺癌治療的決策依據，但在肺癌的鑒別診斷方面仍有重要臨床價值。CEA對肺腺癌較為敏感，尤其在30%～70%晚期肺癌患者血清中有異常高水準的表現。

CEA測定是癌症的輔助診斷、療效觀察、預後及判斷、復發預測的有用指標。CEA測定主要用於指導各種腫瘤的治療及隨訪，對腫瘤患者血液或其他體液中的CEA濃度進行連續觀察，能對病情判斷、預後及療效觀察提供重要依據。CEA的檢測對預測腫瘤術後復發的敏感度極高（可達80%以上），往往早於臨床、病理檢查及X光檢查。通常術前檢測CEA濃度越低（不表達CEA的腫瘤除外），說明病期越早，腫瘤轉移、復發的可能越小，生存時間越長；反之，術前CEA濃度越高，說明病期較晚，難於切除，預後差。

大量臨床實踐證實，術前或治療前CEA濃度能明確預示腫瘤的狀態、存活期及有無手術指徵等，在對惡性腫瘤進行手術切除治療過程中，連續測定CEA將有助於療效觀察。手術完全切除者，一般術後6周CEA恢復正常；術後有殘留或微轉移者，可見下降，但不恢復正常；無法切除而作姑息手術者，一般呈持續上升。CEA濃度的檢測也能較好地反映放療和化療療效，其療效不一定與腫瘤體積成正比，只要

CEA濃度能隨治療而下降，則說明有效；若經治療其濃度不變，甚至上升，則須更換治療方案。

CEA檢測還可對經手術或其他方法治療使CEA恢復正常的患者進行長期隨訪，監測其復發和轉移情況。通常採用以下方案：術後第6週一次；術後3年內，每月一次；3～5年每三月一次；5～7年每半年一次；7年後一年一次。若發現升高，兩周後再測一次，兩次都升高則提示存在復發和轉移可能。

另外，肝硬化、肝炎、肺氣腫、腸道憩室、直腸息肉、結腸炎等良性病CEA可升高。需注意的是，吸煙者血液中的CEA有的會升高，有的可高達15μg/L以上。

細胞角蛋白19片段（Cyfra21-1）

Cyfra21-1是一種酸性多肽，主要分佈在肺泡上皮。當這些細胞發生癌變時，可釋放Cyfra21-1進入血液循環，導致Cyfra21-1的血清水準升高。Cyfra21-1是肺鱗狀上皮細胞癌和非小細胞肺癌的標誌物，尤其中晚期肺鱗狀上皮細胞癌患者明顯升高，靈敏度為60%～70%，特異性達95%。對鱗狀細胞癌患者和非小細胞肺癌的早期診斷、療效觀察、預後監測有重要意義。

當肺部有不明的陰影，Cyfra21-1＞30ng/ml提示存在原發性支氣管癌的可能性。同時在與良性肺部疾病（肺炎、結核、慢性支氣管炎、支氣管哮喘、肺氣腫）的鑒別診斷上有較好的特異性。

鱗狀細胞癌抗原（SCC）

SCC最早是從子宮頸鱗狀細胞癌組織中分離出來的，是一種特異性很好的鱗狀細胞癌腫瘤標誌物。SCC在正常的鱗狀上皮中抑制細胞

凋亡和參與鱗狀上皮層的分化，在腫瘤細胞中參與腫瘤的生長，它有助於所有鱗狀上皮細胞起源癌的診斷和監測，例如：子宮頸癌、肺癌（非小細胞肺癌）、頭頸部癌、食管癌、鼻咽癌以及外陰部鱗狀細胞癌等。這些腫瘤患者血清中SCC升高，其濃度隨病情加重而增高，測定鱗狀細胞癌抗原可監測這些腫瘤的療效、復發、轉移及預後評價。

SCC在肺鱗狀細胞癌陽性率46%～90%，血清中SCC濃度隨病情加重而升高，但其靈敏度較低，可作為肺癌的輔助診斷指標。它配合CA125、Cyfra21-1和CEA聯合檢測可提高肺癌患者診斷的靈敏性，但在肝炎、肝硬化、肺炎、結核病等也增高，特別是肺部炎症伴有劇烈咳嗽的患者SCC會一過性升高，當炎症消失後會隨之下降至正常水準。

組織多肽抗原（TPA）

TPA是一種非特異性腫瘤標誌物，可反映腫瘤患者體內腫瘤細胞的增殖及凋亡狀況，亦是一種廣譜腫瘤標誌物。TPA主要存在於胎盤和大部分腫瘤組織中，在肺癌陽性率可達60%，在其他惡性腫瘤如膀胱癌、前列腺癌、乳腺癌、卵巢癌和消化道腫瘤可見升高；另外在良性腫瘤（約14%～35%）、正常人（約4.7%）和急性肝炎、胰腺炎、肺炎也可升高。

糖鏈抗原19-9（CA19-9）

CA19-9是一種與腺癌有關的抗原物質。檢測患者血清CA19-9可作為胰腺癌、膽囊癌、膽管壺腹癌、胃癌、結腸癌、肝癌、肺癌等惡性腫瘤的輔助診斷指標，尤其胰腺癌晚期的陽性率可達75%，對監測病情變化和復發有很大意義，但早期診斷價值不大。CA19-9升高的原因非常多，低濃度增高、一過性增高可見於膽管阻塞、膽囊炎、膽管炎、

肝硬化、急性及慢性胰腺炎等，特別是有膽汁淤積的病人CA19-9會顯著升高。

🌿 糖鏈抗原125（CA125）

CA125抗原是卵巢癌診斷的首選腫瘤標誌物，在肺癌及惡性滲出液中也存在，部分肺癌（大約40％左右）患者血清CA125都有不同程度的升高，其他惡性腫瘤如宮頸癌、宮體癌、輸卵管癌、胰腺癌、胃癌、結直腸癌、乳腺癌、食管癌等也可升高。另外，在許多良性疾病如子宮內膜異位症、盆腔或輸卵管化膿性炎、卵巢囊腫、胰腺炎、肝炎、肝硬化、結核和早期妊娠時也有不同程度的升高，應相鑒別。

🌿 糖鏈抗原15-3（CA15-3）

CA15-3是乳腺癌最重要的特異性標誌物，30％～50％的乳腺癌患者CA15-3明顯升高，其含量的變化與治療效果密切相關，是乳腺癌患者診斷和監測術後復發、觀察療效的最佳指標。CA15-3動態測定有助於Ⅱ期和Ⅲ期乳腺癌患者治療後復發的早期發現；當CA15-3大於100U/ml時，可認為有轉移性病變。

肺癌、胃腸癌、卵巢癌及宮頸癌患者的血清CA15-3也可升高，應予以鑒別，一般不建議作為肺癌的常規檢測。

🌿 神經元特異性烯醇化酶（NSE）

NSE曾被認為是監測小細胞肺癌的首選標誌物，當組織發生癌變時，細胞內的NSE釋放進入血液，導致此酶在血清中含量增高，一般用於小細胞肺癌與非小細胞肺癌的鑒別診斷。60％～80％的小細胞肺癌患者NSE升高，治療有效時，80％～96％的患者NSE濃度逐漸降低至正常

水準，復發時NSE升高。小細胞肺癌患者首輪化療後24～72小時內，由於腫瘤細胞分解，NSE呈一過性升高。因此，NSE是監測小細胞肺癌療效與病程的有效標誌物，並能提供有價值的預後資訊。可用於輔助診斷及監測小細胞肺癌的治療效果，用NSE升高來監測復發要比臨床確定復發早4～12周。

由於紅血球中有NSE的存在，故溶血的標本可使NSE的檢測結果偏高，建議應重抽血複檢。

🌱 胃泌素釋放肽前體（ProGRP）

ProGRP在正常上皮中不表達或表達非常低，在良性肺疾病和上皮來源的腫瘤中有低水準的表達，目前被認為是小細胞肺癌的最佳標誌物，在肺癌組織分型上有一定的鑑別價值，與NSE聯合檢測可提高小細胞肺癌的陽性率，單一使用優於NSE，且標本溶血對檢測結果影響不大。

ProGRP可用於小細胞肺癌、良性疾病、健康人的鑑別診斷。臨床上，ProGRP還能用於監測小細胞肺癌治療效果、復發和預後情況。治療過程中ProGRP下降水準與治療療效呈正相關，ProGRP水準明顯降低，提示治療效果好，ProGRP水準保持穩定或顯著升高，提示治療無效或預示肺癌復發，這時可考慮更換治療方案。同時，作為預後評估的重要指標，ProGRP水準與小細胞肺癌生存預後相關——治療前ProGRP水準升高是生存不佳的獨立預後因數，因此建議可使用ProGRP作為SCLC高危患者進行密切監測中的有用標誌物。

一般肺癌的腫瘤標誌物檢查，可從CEA、CA125、NSE、SCC、Cyfra21-1、ProGRP等幾種腫瘤標誌物指標中，選擇單項或多項檢測，尤其是幾項指標聯合檢測，效果更好。目前國際上推薦的肺癌標誌物

監測是：Cyfra21-1用於非小細胞肺癌，SCC用於肺鱗癌，CEA用於肺腺癌，ProGRP和NSE用於小細胞肺癌。應該強調的是，在治療前聯合檢測多項腫瘤標誌物，尋找到1～2個已升高的標誌物作為治療的療效評估、預後的判斷及復發的監測指標是很有必要的。

專家將對肺癌腫瘤標誌物的臨床科學應用做規範的闡述：關於肺癌腫瘤標誌物的臨床作用，第一是輔助診斷、鑒別診斷，在診斷和治療前都需要做腫瘤標誌物的檢測。肺癌標誌物的聯合使用可提高在臨床應用的敏感性和特異性；其次，治療後應依據腫瘤標誌物半衰期的不同進行第二次檢測，根據個人差異，選擇兩到三個敏感的指標作為觀察治療療效和患者預後的評估。腫瘤完全切除後，標誌物水準下降90%以上或回到原來參考區間，提示臨床治療有效，否則可能提示切除不完整，或腫瘤已轉移。有些腫瘤標誌物在治療（放、化療）初期會有一過性升高，但隨著治療進展也會隨之下降。隨訪中若發現腫瘤標誌物指標增高25%，應在一個月內復查，若兩次都增高則提示SCLC患者癌症有復發或轉移，該提示常早於臨床症狀和體徵的出現。

醫生提示

腫瘤標誌物有升高，並不能百分之百確定為腫瘤。在讀取腫瘤標誌檢測報告時要注意假陽性和假陰性的問題。

很多癌症發生時，腫瘤標誌物的水準會升高，比如PSA針對前列腺癌、AFP針對肝癌等，它們屬於特異性較強的癌症，腫瘤標誌物會反映出癌症存在；但一些腫瘤標誌特異性不強的癌症，如肺癌、胃癌、腸道腫瘤等，患者

的腫瘤標誌物檢測往往並不出現異常。

　　還有，腫瘤標誌物屬於生物學的範疇，容易受到多重因素的影響。腫瘤標誌物假陽性、假陰性的情況時有發生，因此一般不建議用於普通的癌症篩查，而只適合高危人群及年齡在50歲以上人群。

　　對待腫瘤標誌物檢查結果的態度應該是：不能全信，也不能一概不信。當發現腫瘤標誌物超標時必須認真分析思考，多請教腫瘤科醫生，不要過分恐懼，也不要視若無睹，全面考慮各種可能性，積極尋找導致腫瘤標誌物升高的原因。當然，如果腫瘤標誌物檢測值非常明顯升高，癌症可疑度就非常大，應該做進一步檢查。如果持續升高，就要懷疑是腫瘤在發展。倘若是癌症患者手術後發現腫瘤標誌物持續升高，就要考慮復發的可能性。最後，腫瘤標誌物僅為臨床醫生提供診斷腫瘤的參考依據，診斷腫瘤的金標準還得依靠病理學診斷。

四、放射診斷讓肺癌原形畢露

胸部X光片影像學檢查

　　先看兩個實例：老李由於視力出現問題進行腦部檢查發現腦內有占位性病變，考慮腦內腫瘤，醫生卻開出醫囑讓他去作胸部X光檢查，他很納悶，自己沒有咳嗽、咯血、胸痛等症狀，為什麼要拍胸部X光呢？然而通過X光檢查發現肺部有腫瘤病灶，支氣管鏡下鉗取活檢最後診斷為原發性肺癌，而腦內的腫瘤是肺癌轉移而來，上述這種情況臨床上經常碰到，許多患者在肺部還沒有症狀前，轉移灶先出現症狀。

王老太太兩年前患乳腺癌，在定期復查拍片時發現肺轉移灶。肺的轉移癌大多來自乳腺、骨骼、消化道和泌尿生殖系統惡性腫瘤。肺的轉移癌出現的時間早晚不一，大多數病例在原發癌出現後3年內發生轉移，亦有長達10年以上者，但也有少數病例肺轉移灶比原發瘤更早被發現。肺轉移癌可為單個病灶，也可為多個病灶，大多為遍及兩側肺的多發性病灶，大小不一，密度均勻。

拍胸部X光片是常規的胸部影像學檢查，它的優點是能觀察胸部各種結構的全貌，便於發現較明顯的病變組織，是疾病初篩的首選檢查方式，但小於1公分以下的病灶在胸片上較難發現或容易被遺漏。

對於高危人群，應半年到一年檢查一次胸片。由於肺癌的發展快且隱秘，胸片檢查往往能提供早期發現的證據。哪些人屬於高危人群需要查胸片呢？

吸煙指數大於400支•年的煙民要注意定期查胸片。長期咳嗽、咯痰的人，特別是發現痰中帶血，哪怕只發生一次，也要警惕；如果是反復多次痰中帶血則更要引起重視，應及時到醫院做胸片檢查；如果咳嗽性質發生了改變，如出現刺激性咳嗽，或者咳嗽聲呈金屬聲響，也應及時檢查。

有特殊肺外表現的人，如男性發現一側乳房腫塊，出現杵狀指、關節腫塊、淋巴結腫大、皮膚結節、頭皮腫塊等現象時，不要頭痛醫頭，腳痛醫腳，而應拍胸片檢查排除肺部腫瘤。不明原因出現聲音嘶啞或吞嚥困難的

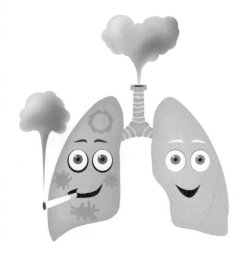

人，應及時檢查胸片。有陳舊性肺結核的患者，在檢查胸片時要與以往的胸片進行比較，如果形狀、性質有變化，不要一味強調以往的結核，疏忽了其性質變化，應注意肺部瘢痕癌的可能。對反復發作的肺炎同樣應密切復查胸片，排除疾病變化的可能，必要時復查CT。

低劑量螺旋CT檢查

臨床上患者經常遇到在拍胸片檢查發現有腫塊後，被要求去做CT或MRI及核素顯像檢查，這些檢查各自的優勢是什麼？

在正位胸片上，約43％的肺部面積被心臟、縱膈、橫膈、肋骨等組織重疊，同時，胸片密度對比及其解析度較低，不容易顯示出1公分以下的結節，從而使一部分早期肺癌被忽視。在肺癌發生縱膈淋巴結轉移時，這些轉移淋巴結也很難在胸片上被發現。此外即使胸片發現腫物，很多時候也不能準確判斷其所在的肺葉、肺段位置、腫物的性質和分期等，胸片在肺癌早期診斷方面並不具優勢。

CT是電子電腦橫斷體層攝影的簡稱，是通過電子電腦將X光線掃描信號儲存，轉換成圖像，從而利用斷層圖像來顯示病灶並判斷疾病的性質。CT比常規X光線拍片的敏感性大100倍，可以發現小於1公分的病變，對腫瘤的早期診斷有極大價值。CT在顯示位於胸、腹腔和骨盆內等部位腫瘤的同時，可顯示癌腫侵犯周圍器官的範圍。螺旋CT對肺癌的診斷準確率已提高至85％～90％的水準。CT引導下肺穿刺活檢，可通過CT掃描圖像測量病灶與皮膚間距離及角度，引導活檢針穿入病灶內，是一種高度準確的導向方法，成功率高，併發症少。

低劑量螺旋CT是在常規CT基礎上發展而來的一種成像技術，與常規CT的最大區別是通過降低管電流、管電壓，並利用電腦工作站等方法使X光線劑量降低，同時又保證CT圖像的品質不受影響，從而使受

檢者所受的X光線輻射量明顯減少。

　　肺癌篩查是指對那些沒有相關症狀的人群進行針對性檢查，這對肺癌治療具有重要意義。從CT圖像上可顯示腫瘤病灶、確定其部位、大小，及是否轉移和轉移部位。CT掃描可發現普通胸片上不能顯示的直徑不及5mm的微小病灶，和位於肺尖、膈上、脊柱旁、靠近胸壁胸膜、心臟後方、縱膈等部位的肺癌病變，明確縱膈淋巴結是否增大，配合纖支鏡或針吸活檢能做到早期確診；而對於確診的肺癌，CT有助於判斷腫瘤與周圍組織器官的關係，以及判斷是否發生轉移及轉移的部位，這對於腫瘤的分期至關重要。

　　對於胸部腫瘤的CT篩查，有些人會擔心CT檢查會受X光線輻射，其實不必擔心，目前採用的低劑量螺旋CT檢查技術，其照射劑量僅為普通螺旋CT的40%～60%，低於普通的X光線正側位胸片和胸部透視的照射劑量。

CT發現肺部小結節後怎麼辦？

　　肺部小結節有良性結節和惡性腫瘤兩類。良性肺結節多發於年輕人和非吸煙人群，主要包括感染或非感染性肉芽腫，以及良性腫瘤，如錯構瘤、硬化性血管瘤、纖維瘤和神經纖維瘤、淋巴管瘤等；惡性結節通常具有一些明確的危險因素，如年齡、吸煙史、結節大小、形狀和密度，相關的肺實質改變及既往癌症病史，家族病史，職業暴露等。年齡是很多研究者確認的危險因素，年齡在40～50歲之間的肺部小結節肺癌可能性為60%，而50歲以上肺部小結節肺癌可能性為80%。

　　為達到「明確診斷，恰當治療」的目的，患者應向醫生詳細彙報年齡、吸煙史、被動吸煙史，及有無發熱、咳嗽，咯血痰，用過何種藥物等，這些資訊均有助於鑒別診斷。在醫生指導下先做無創檢查，

包括體格檢查、實驗室檢查和影像學檢查。最後做有創檢查，即通過淺表淋巴結活檢、纖維支氣管鏡活檢、CT引導下經皮肺穿刺活檢，可進行病理和分子病理診斷。經過活檢不能確診的病例，可採用手術切除或者密切隨訪觀察。

　　不能明確診斷且高度懷疑肺癌者可考慮手術切除，但存在過度治療的風險。儘管手術切除是根治早期惡性結節的最好手段，但如果將良性結節誤當作惡性結節而進行手術切除，則會給患者帶來一定危害。具體是否選擇手術切除需根據影像學表現、手術風險評估及患者個人意願決定。

　　密切隨訪並不是「上策」，活檢不能確診、也不適合手術切除者，才考慮隨訪。決定隨訪頻率的關鍵因素包括：手術可能性、結節大小和肺癌風險。有些患者在隨訪過程中沒有嚴格遵循科學的隨訪頻率，直至發展至晚期，出現明顯不適症狀時才想起隨訪檢查。為避免這種狀況，患者應堅持定期隨訪。

　　對於沒有肺癌危險因素而有可能手術的患者而言，CT隨訪的頻率為：1.結節≤4毫米，酌情隨訪；2.結節>4毫米，但≤8毫米，6個月內重新評估，如果沒有變化，半年後酌情再隨訪；3.結節>8毫米，3、6、12個月各隨訪一次，以後每年隨訪一次。

　　有一個或多個肺癌危險因素（如吸煙、空氣污染等）而有可能手術的患者CT隨訪頻率為：1.結節≤4毫米，酌情隨訪；2.結節>4毫米，但<6毫米，6、12個月內各隨訪一次，如果沒有變化，以後每年隨訪一次；3.結節≥6毫米，但≤8毫米，3～6個月內隨訪一次，9～12個月內再隨訪一次，如果沒有變化，以後每年隨訪一次；4.結節>8毫米的實體非鈣化結節，考慮PET/CT掃描，如果惡性可能性小，則3個月後低劑量CT復查，懷疑肺癌時活檢或手術切除，如排除癌則可定期健康體檢、

肺癌篩檢，如確診為癌則按肺癌進行處理；5.大於10毫米非實性或部分實性結節，每3～6個月低劑量CT檢查，如穩定，則6～12個月一次低劑量CT檢查，或活檢，或考慮手術切除，如結節增大則手術切除，病理確診為癌，則按肺癌的處理原則治療隨訪。

　　需要注意的是，儘管傳統推薦的隨訪最長期限為2年，然而對於某些病變，可能需要更長的隨訪時間。對於一些特殊病例而言，隨訪時間需延長至數年，特別是有肺癌家族史的患者。醫學界對有肺癌高危因素的人每年做一次低劑量CT體檢已達成共識，那麼對肺部小結節患者而言，隨訪三年後便「放任自流」未必科學，這些人更應該每年做一次低劑量CT檢查，既是隨訪，又是體檢。

🌿 核磁共振成像（MRI）

　　核磁共振成像（MRI）是利用核磁共振的原理成像的。特定的原子核位於磁場中時，由於其內部的質子自旋產生磁矩作用，只吸收某一特定頻率射頻場提供的能量，這樣就形成了一個核磁共振信號。

　　MRI主要的優勢是可以在三維空間任意平面上成像，可從不同的角度觀察被檢部位的病變情況，提供的信息量大於已有的許多成像技術，特別對腦深部、腦幹、脊髓、縱膈內腫瘤、心臟腫瘤等診斷具有重要意義。

　　MRI可診斷顱內原發性腫瘤和轉移瘤，準確性高，是進行肺癌腦轉移檢查的首選；MRI對於肺癌病灶的檢查，由於肺組織是一個含氣的臟器，缺乏核磁共振信號，故並不是檢查肺癌的一個常規手段，但對於肺癌的淋巴結轉移、腫瘤灶對縱膈、大血管的侵犯及中心型肺癌的診斷則具有較大價值；特別是可觀察腫瘤與周圍大血管的解剖關係，對縱膈淋巴結轉移的診斷準確率與CT相當，對縱膈受侵和胸壁受侵的

判斷優於CT。MRI可作為CT診斷的補充，兩者作用相輔相成。

同時，MRI與X光線和CT檢查相比，沒有X光線輻射，對人體的損害很小（幾乎無損傷），但價格相對較貴。檢查時，身上帶有磁性或金屬物質的患者必須去除這些物品，對於無法去除者則不能進行核磁共振檢查。

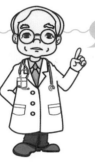

醫生提示

　　核磁共振與X光線和CT檢查三者各有優缺點，各有用途。一般來說往往先做平片檢查，看看有沒有異常；如未發現明顯異常但臨床上有懷疑，或者發現異常而又不很清楚的，則考慮做CT檢查；當需要確切瞭解腫瘤對周圍大血管等侵犯或腫瘤轉移的情況時，可選擇進行核磁共振檢查。

正電子發射斷層顯像與電腦斷層攝影（PET/CT）

　　PET/CT是一種無創性高解析度的影像技術，醫生先將一種正電子核素標記的葡萄糖類似物通過靜脈注射進入體內，這些物質可被體內能量代謝最高的器官和組織吸收。癌組織代謝活躍，因而可吸收較多的放射性物質。掃描器可檢測到放射性元素，從而形成人體影像。

　　用正電子發射斷層顯像與電腦斷層攝影術結合（PET/CT）在體外探測其在全身的分佈情況，醫生可根據核素顯像檢查的結果來協助判斷在胸片上發現的腫塊是炎症還是惡性腫瘤。

　　腫瘤組織的重要特點就是生長迅速、代謝旺盛，在PET/CT表現為高攝取，若無代謝增高表現，提示良性病變可能性大，尤其是其他檢

測手段對腫瘤性質較難確定時可考慮使用。

此外，還有發現淋巴結轉移癌，找不到原發灶在哪裡時，做PET/CT檢查可幫助尋找原發灶。因為PET/CT能一次進行全身斷層顯像，這也是其他顯像設備所無法實現的。

除了發現原發部位病變，還可發現全身其他部位有無轉移，對腫瘤的分期非常有幫助，可協助制訂治療方案、監測療效、預測患者預後。對腫瘤患者治療後可早期鑑別腫瘤復發，對腫瘤進行再分期：PET/CT可對治療後腫瘤殘留或復發進行早期診斷，並與治療後纖維化、壞死進行鑑別，同時根據治療後病灶分佈情況進行再分期，而CT及MRI等結構資訊為主的影像手段很難做到這一點。

臨床上我們經常會遇到這樣的病例，患者胸片和胸部CT發現肺部孤立性結節陰影，經氣管鏡活檢病理確診是肺癌，患者心情焦急等著醫生開刀，但是胸外科醫生還要求患者去PET/CT檢查，這算是過度檢查嗎？

美國西雅圖退伍軍人事務醫學中心，對12年間近1000例患者的回顧分析顯示，常規術前PET/CT檢查，可幫助醫生更清楚肺癌轉移情況，從而避免盲目為已經轉移的肺癌患者開刀，研究資料顯示，PET/CT檢查可減少50%的不必要手術。

目前手術是肺癌最常見的治療方法，術前明確的肺癌分期可為肺癌手術提供肺癌是否有遠處轉移等資訊，可提高手術成功率。肺癌的分期對治療方案的選擇、決策和患者的預後至關重要。

正因為PET/CT檢查評價肺癌分期的準確性明顯優於CT和MRI等常規的影像學檢查方法。PET/CT檢查通過分子和解剖顯像的結合，能發現5mm左右的轉移淋巴結，特別對頸部、鎖骨上、縱膈淋巴結轉移的顯示優於其他影像學檢查。

例如，CT主要依靠淋巴結的大小判斷轉移，而有的轉移淋巴結體積並不增大，單純依靠CT難以區分腫大的淋巴結是癌轉移還是炎性增生，更難以診斷形態未增大的淋巴結癌轉移。而PET/CT檢查可發現患者隱匿性淋巴結轉移灶，或者有腦轉移或骨轉移等，使臨床分期上升，患者避免了不必要的手術創傷和手術費用，從而選擇其他的非手術治療手段。

　　另一些患者因PET/CT檢查排除了轉移灶而使分期下降，使之獲得了根治性手術治療。因此，對於肺癌手術治療，術前通過PET/CT檢查來確定肺癌分期，檢查有無遠處淋巴結轉移，可避免過度或不必要的治療，延長患者生存期和提高生活品質。

　　由於PET設備耗資巨大，維護與運行成本高昂，所以做一次PET/CT檢查費用也相對較高，因此不建議過度使用PET/CT進行健康體檢，只有在體檢時發現腫瘤標記物（CEA、AFP、CA125、CA19-9、CA50等）指標升高，而常規檢查未發現腫瘤者，可做PET/CT檢查來確診體內是否存在惡性腫瘤而獲得早期診斷。

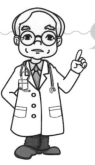

醫生提示

　　值得注意的是，PET/CT顯像也有一定的假陽性和假陰性，例如對於某些類型的肺癌（如細支氣管肺泡細胞癌），PET/CT結果可呈假陰性，肺癌骨轉移診斷時需要結合病史和其他檢查如CT、MRI、常規X光片，有明確的骨質破壞則可確診。

　　對於惡性腫瘤患者，手術或化療後可每隔半年或一年做一次PET檢查，可幫助分析治療是否有效果，有沒有復發或轉移。

核醫學顯像的一把利器——SPECT/CT

核醫學的最基本技術是放射性核素示蹤技術，為疾病的診斷與治療提供了一種有效的現代科技手段。核醫學的出現使人們對疾病的檢測由細胞水準進入到分子水準，在其發展中不斷融入相關學科最先進的研究成果，使之成為現代醫學的重要組成部分。

SPECT/CT是繼PET/CT之後迅速推出的新型分子影像設備，通過對患者的一次掃描，利用發射單光子（γ射線）的放射性核素，提供SPECT功能代謝顯像，並借助CT，提供臟器、組織精細的功能代謝和形態解剖資訊，對病灶定位、定性診斷提供客觀依據，幫助醫生降低誤診率具有特殊優勢，對惡性腫瘤實施合理的個體化綜合治療方案制訂，高危人群早期篩查惡性腫瘤、心腦血管疾病和腦功能性疾病等有很大幫助。

SPECT骨顯像可反映成骨功能，可在發生解剖形態學改變前6～18個月發現病變。因此SPECT骨顯像有著很好的靈敏度，但特異度不高。多排螺旋CT對診斷骨骼疾病提供細緻的解剖資訊，且有良好的解析度。CT對骨骼疾病診斷的靈敏度達到71%～85%。SPECT/CT將兩者結合在一起，有極強的優勢互補，一舉成為目前最高檔次的醫學影像診斷設備。

肺癌患者治療前需要做SPECT/CT檢查。一些惡性腫瘤如肺癌、前列腺癌、乳腺癌、鼻咽癌等患者常發生骨轉移，治療前需要做SPECT/CT檢查，可早期發現骨轉移病灶，通常可比X光線骨片提前3～6個月甚至更早時間，指導治療前的分期和治療後的隨訪；由於一次成像可瞭解全身骨骼的情況，所以能發現X光線檢查範圍以外的病灶，肺癌骨轉移多見於肋骨、胸椎，其次為骨盆和腰椎，多為溶骨性骨轉移，也有成骨性和混合性骨轉移。

另外在一些隱性或細微骨折如肋骨的裂紋骨折和腕部舟骨的骨折，最初X光線不能發現，只有在隨訪復查時發現，而骨顯像則能及時作出診斷。

　　肺癌患者治療後無骨痛症狀也要做SPECT/CT檢查。對易發生骨轉移的惡性腫瘤患者，一旦出現骨痛時大家都能想到儘早做骨顯像，以排除骨轉移。但對於沒有骨痛的患者有必要做骨顯像嗎？回答是有必要。因為大約19%～34%的患者有骨轉移而沒有骨痛，因此在原發腫瘤發病的前幾年，不要等到出現骨痛時才想到進行骨顯像檢查。惡性腫瘤患者應儘早進行全身骨顯像，以便更全面瞭解腫瘤累及範圍。

　　值得注意的是，肺癌患者多為60歲左右的老人，這些人多同時伴有骨代謝疾病，如骨質疏鬆、關節退行性病變等。在全身骨顯像圖像中，骨代謝疾病也會呈現顯像劑濃聚或缺損，會對骨轉移的診斷造成干擾。不過骨代謝疾病的骨顯像圖像也有其自身特點，如對稱性骨顯像劑濃聚，首先考慮為骨骼退行性改變。此外，近期有骨折時骨折部位也會有明顯的顯像劑濃聚。

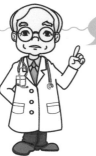

醫生提示

　　患者檢查前要接受靜脈注射或口服微量被稱為疾病「探針」的顯像藥物，參與體內器官和組織細胞的循環和代謝，並不斷地發出很微弱射線信號，醫生在體外用高科技手段追蹤探查這些射線信號變化，以數位、圖像、曲線或照片等形式，早期發現和判斷人體記憶體在功能代謝和細胞分子水準發生的異常變化，對常規放射影像學檢查不能發現或診斷困難的複雜疑難疾病，如各種惡性腫瘤，能做到早期定位、定性、定量和分期診斷。

　　許多民眾對做核素顯像檢查存在擔憂和恐慌，一是怕過敏，二是怕吃放射線。其實核素顯像檢查具有方法簡單、安全、無創傷、診斷準確等優點。核素顯像使用的顯像劑已臨床應用多年，均未發現過敏反應的報導。因為使用的顯像劑放射性劑量極小，而引起過敏反應的物質叫做過敏源或過敏介質，這些介質要有一定的量才會導致過敏。因此幾乎不會引起過敏及毒性反應。由於核醫學檢測技術非常靈敏，核醫學用的放射性藥物中的化學成分微乎其微，應用放射性藥物會使患者全身或某些器官受到一定的輻射，但常規臨床使用的放射性藥物，劑量小，半衰期短，輻射量很低，對人體無傷害，可放心檢查。

六、病理診斷是腫瘤診斷中的金標準

　　在臨床上很多患者或家屬會不理解，為什麼做了胸片、胸部CT或者MRI及PET/CT都還不能確診是否得了肺癌？其實診斷肺癌是一個很謹慎的過程，與其他診斷手段如血液的檢驗、X光、CT、核磁共振及PET/CT相比，目前世界各國醫學界公認最可信賴、最權威，準確性最高的仍然是病理診斷。

　　雖然影像學檢查飛速發展，但也只能做到對疾病的定位或半定性診斷。而病理檢查則不同，它可以確定疾病的性質，也就是說可以明確患者得的是炎症性疾病，還是腫瘤性疾病；如果是腫瘤性疾病，究竟是良性腫瘤還是惡性腫瘤，是哪種類型的腫瘤等。正因為如此，病理診斷被譽為腫瘤診斷中的「金標準」。

　　有研究表明，如果不經過病理診斷，疾病診斷的正確率大概只有

60％，而經過病理診斷後，準確率達到99％以上（國外標準）。最新肺癌治療共識鼓勵患者要讓醫生獲取標本活檢，任何沒有細胞病理學或組織病理學證據的診斷，都不能作為肺癌最後的診斷，也就是說不做「活檢」不算終審。

病理診斷是腫瘤治療的重要依據，它直接指導臨床的治療方案，比如患者胸片和胸部CT發現肺部孤立性結節陰影，既可做氣管鏡活檢，也可做胸腔鏡活檢病理確診。方法是在術中取出一小塊組織立即送到病理科，經過快速冰凍切片，在顯微鏡下觀察，這往往要求病理醫生在整個流程30分鐘之內就發出病理快速診斷報告，用電腦資訊網路立即將檢查結果傳到手術室，因為患者在手術臺上等著呢。如果是良性病變，僅切除病變或即刻結束手術；如果是惡性，立即行根治術。如果腫瘤是屬於良性和惡性之間的中間型，則根據具體情況和患者的要求決定手術範圍。另外，還需檢查手術切除邊緣是否殘留癌細胞，如果有癌細胞，那麼手術範圍還需再行擴大。

術後病理科還需對整個切除標本進行全面仔細檢查，並進行石蠟切片，作出最後病理診斷。其中如腫瘤類型、腫瘤組織學分級、腫瘤大小、腫瘤浸潤範圍、淋巴結有無轉移、是否有脈管侵犯、手術切緣情況免疫組化和分子基因改變等病理報告內容能幫助臨床醫生較準確地預測患者的生存情況，同時影響到下一步腫瘤化療、放療及生物治療方案的制訂，因此病理診斷的品質對相關科室甚至對醫院整體的醫療品質有著舉足輕重的作用。

吐一口痰就能夠診斷肺癌

臨床上常遇到一些病例，費錢無數且耗時幾個月仍不能明確診斷，卻吐一口痰就獲確診。痰液細胞學檢查是醫生要求可疑肺癌患者

留取痰液標本，進行塗片，然後在顯微鏡下尋找是否有癌細胞。

痰液細胞學檢查最大優勢在於無創和便利，對診斷起源於大氣管的中心性腫瘤，如鱗癌和小細胞癌是很有效的。痰液細胞學檢查的特異性可達99%，因此痰檢發現癌細胞基本可以確診癌症。但是痰液細胞學檢查的敏感性較低，僅有66%，簡單一點說，即100個痰檢肺癌患者中僅66個人在痰檢中找到癌細胞。

痰中找不到癌細胞的原因有：外周型肺癌的癌細胞較少脫落到支氣管和氣管中隨著痰液排出來；痰中找到癌細胞的機會還和痰檢查的次數有關，次數越多，陽性率越高；與送檢痰的標本品質及製作檢查技術有密切關係，患者的痰必須從肺的深部咳出來，咳出後要立即送檢，因為留存的痰液樣本時間過長，癌細胞自溶或退變壞死，就不容易找到；亦有少數病例由於痰內收集到的細胞數量較少等原因，只能得出可疑或高度懷疑等報告。因此，痰液找不到癌細胞並不能排除肺癌，還需要進一步檢查。

目前，新的痰液檢查包括：

1.液基薄層細胞學製片（ThinPrep）技術，可較常規的痰液檢查明顯提高惡性細胞的發現率。如果再結合細胞免疫化學（ICC）標記技術，能使肺癌細胞的檢出率和類型診斷明確率顯著提高。

2.24小時痰液凝固沉渣細胞蠟塊切片檢查，其陽性率明顯優於痰液塗片，而痰液塗片和24小時痰液凝固沉渣細胞蠟塊切片的聯合檢測則陽性率更高。

痰液細胞學、胸部X光線、纖支鏡三種檢查靈活應用有助於較早明確肺癌診斷，決定手術治療方案。肺癌患者在痰液中找到癌細胞，再加胸片有異常陰影，則肺癌診斷明確，此時纖支鏡並非絕對必要。若需瞭解病變侵犯支氣管的範圍，事先決定手術方式，纖支鏡檢查可作

為輔助方法。

　　也有些病例痰液中找到癌細胞，但在X光線胸片卻看不到腫塊，這時纖支鏡檢查是定位診斷的關鍵。如果肺癌原發在支氣管，即中心型肺癌常可被纖支鏡直接窺見，有些病例也可通過纖支鏡看到與肺癌有關的徵象（如阻塞、狹窄、受壓、血性分泌物、聲帶麻痺等）。若肺癌生長部位在肺的週邊，稱外周型肺癌，纖支鏡常難以觀察到病變。大約有10%左右的肺癌纖支鏡檢查無異常發現，這就需要CT或者核磁共振及PET/CT檢查。

🌿 胸水細胞學診斷肺癌

　　胸水臨床非常常見，是中晚期肺癌，尤其是非小細胞肺癌最易合併的症狀之一，往往提示腫瘤已進展至晚期——出現腫瘤胸膜腔播散的標誌；胸水由少量到大量不等，性狀由澄清到血性胸水而不同。大部分的肺癌患者胸水（50%～80%）為惡性，但也有部分胸水並非腫瘤直接侵犯胸膜（腔）所致，即所謂的反應性積液。

　　出現胸水的原因有：腫瘤直接侵犯胸膜（腔），導致胸膜表面通透性增加或淋巴回流受阻；晚期肺癌胸水形成往往是因腫瘤侵犯臟、壁層胸膜的淋巴管、血管，或因腫瘤轉移、淋巴結轉移、肺內播散轉移的腫塊侵犯、壓迫血管、淋巴管而致回流不暢與管腔滲漏，胸腔內脂質、蛋白質積聚，產生滲出和直接漏出所致；可因腫塊阻塞近端支氣管致阻塞性肺炎、肺不張，造成胸腔積液；腫瘤惡液質——嚴重營養不良、低蛋白血症，亦可致漏出性胸水等。

　　臨床上鑒別胸水的良惡性，有助於治療策略的正確選擇。

　　要明確胸水良惡性質，可採用胸腔穿刺胸水檢驗，也可以採用CT引導經皮肺穿刺、纖維支氣管鏡、縱膈鏡、胸腔鏡及開胸活檢等加以

鑒別。一般診斷流程應遵循由簡到繁，以細胞病理學及組織病理學為中心的原則。臨床資料統計顯示，並非所有胸水均為惡性，在血性胸水中有22.9%為良性病變，在黃色胸水中高達53%為惡性病變，單從胸水外觀判斷其良惡性誤差很大。

在部分肺癌合併胸水的患者中，雖經反復多次的胸穿，抽取大量胸水進行細胞學檢查，其結果往往是陰性。即使惡性胸水患者，胸水的病理檢查陽性確診率也僅為62%。而在肺癌伴胸膜轉移的患者中有32%～47%的胸膜轉移瘤位於肺、縱膈或者橫膈的表面，加上胸穿的定位差，盲目的獲取胸膜標本，使得胸膜穿刺活檢的陽性率僅為44%。

綜合各種檢查，陽性率也僅為75%，仍有21%～27%的患者難以確診。尋找合理的檢查流程組合，提高肺癌的診斷準確性，就顯得尤其重要。其中胸腔鏡可直接觀察病變的形態和範圍，同時獲得大量胸水標本和大塊組織標本送檢，診斷準確。

胸水細胞學檢測癌細胞是癌性胸水診斷的金標準。胸水檢測癌細胞總陽性率40%～87%，只有當腫瘤侵犯胸膜或直接暴露於胸水中才會有脫落癌細胞，如果是腫瘤間接原因如低蛋白血症、淋巴管阻塞、肺不張所致胸內壓下降等引起的胸水就不能找到癌細胞。其陽性率受多種因素影響：1.廣泛的胸膜腔腫瘤侵犯導致惡性胸水，更易找到癌細胞；2.不同病理類型所致惡性胸水癌細胞陽性率差異大，肺腺癌高達85%～100%，肺鱗癌僅4%～25%；3.樣本獲取方法、樣本處理和檢驗技術不同、復查次數的多少均影響陽性率。

循環腫瘤細胞檢測將成為診斷肺癌的輔助方法

近年來，循環腫瘤細胞（circulating tumor cell，CTC）在惡性腫瘤轉移過程中的作用日益受到關注。研究發現遠處轉移是導致癌症患者

死亡的主要原因。癌細胞從原發灶進入血管，在外周血循環的癌細胞絕大多數在短期內死亡，只有極少數具有高度活力、高度轉移潛能的癌細胞在循環系統中存活下來，相互聚集形成微小癌栓，並在適合條件的器官形成為轉移灶，因此在外周血中檢測到腫瘤細胞預示著有發生腫瘤遠處轉移的可能。

常規的血清學、影像學及病理學等檢查方法很難檢測到循環腫瘤細胞。在CTC研究中最主要的技術難點是血液中的CTC極其微量，大約每10億個正常血細胞中才會發現1個CTC，要想有效收集這些細胞極為困難，需要極其敏感的檢測手段。以前，缺乏有效的生物標誌物進行療效評判，而且獲取血液中腫瘤細胞也非常困難，這兩者是轉移癌防控的主要難點。隨著現代醫學研究技術的進步，目前CTC的檢測方法已有較大發展，CellSearch循環腫瘤細胞檢測與分析系統則為打破這一僵局帶來了希望。

CellSearch系統

CellSearch是一種先進的診斷和研究平臺，能夠運用免疫納米磁顆粒專利技術對血液中的微量細胞進行精確分析，並且具有良好的可重複性和特異性，只需7.5ml血液樣本，即可從400多億的血細胞中檢測到一個CTC，敏感性較高。

該檢測技術比傳統的影像學手段（如CT）能更早發現問題，而且比其他的血液檢測（如血清腫瘤標記物）有更好的一致性和特異性。CTCs檢測被看作液體活檢，具有即時監測功能，而且是一種非侵入性的新型診斷工具，有助於發現外周血循環系統中的腫瘤細胞，對腫瘤患者的預後判斷有幫助。

CTC升高或高於閾值，預後一定不好，可用於復發轉移的預測與

分期，體內化療藥物藥效的快速評估。相對於每12週一查的CT診斷，CTC在第1～2周即可顯示藥效結果，這一點對臨床醫生和患者尤為重要，因此CTC檢測對個體化治療的藥物篩選和治療方案的確定有重要的指導作用。

　　對於經過治療的患者，體內的循環腫瘤細胞應該是沒有或者只有極少的數目，如果在今後的生活過程中檢測到循環腫瘤細胞持續增多，這很有可能是腫瘤復發的前兆或復發的過程。可以預見，隨著檢測技術不斷改進，敏感性和特異性的不斷提高，CTCs檢測必將在臨床腫瘤診治中得到推廣應用。

支氣管鏡檢查

　　支氣管鏡檢查是將細長的支氣管鏡經口或鼻插入患者的下呼吸道，即經過聲門進入氣管和支氣管以及更遠端，直接觀察氣管和支氣管的病變，並根據病變進行相應的檢查和治療。

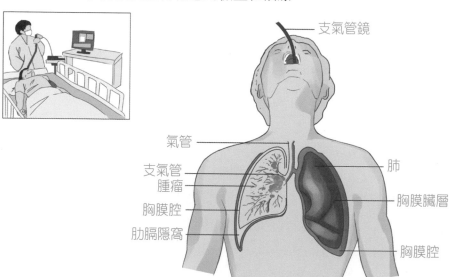

支氣管鏡

氣管

支氣管
腫瘤

胸膜腔

肋膈隱窩

肺

胸膜臟層

胸膜腔

可彎曲的支氣管鏡是由玻璃纖維和電子攝影鏡頭製成的，附帶照明裝置，電子支氣管鏡操作時醫生不再對著目鏡進行，而是對著電視螢幕觀察檢查部位，其圖像更清晰、畫面更逼真，操作更方便，檢查時只需在咽喉部噴霧做局部麻醉即可進行，所以患者比較容易耐受，使得支氣管鏡檢查技術適應症明顯擴大。

電子纖維支氣管鏡目前已是肺部疾病診斷和治療的主要手段之一，整個檢查過程約20分鐘，有時醫生會在鏡檢時順便取活檢做切片，或支氣管鏡刷片及收集痰液進行細胞學檢查，來確定腫瘤的病理類型。

什麼情況需要做支氣管鏡檢查呢？

1.臨床表現或胸片、CT檢查懷疑為肺癌時，雖然影像學診斷儀器對肺部腫塊的大小、部位能做出診斷，但對腫塊性質診斷較為困難，應用電子纖維支氣管鏡檢查，結合活檢和刷片檢查技術，可使肺部腫塊性質診斷陽性率顯著提高，並且可以瞭解支氣管內的病變情況，特別是確定病變邊緣距隆凸的最近距離，為手術決定支氣管和肺切除的範圍。

2.痰液細胞學檢查找到癌細胞，而影像學檢查無異常發現，這類患者在臨床上稱為隱匿性肺癌，通過電子纖維支氣管鏡檢查，觀察支氣管內的微妙異常徵象，結合活檢和刷檢技術，能使患者早期確診，對隱匿性肺癌定位確診率可達90%。

3.原因不明的咳血或痰中帶血，咳血常見的病因有支氣管擴張、肺癌、支氣管內膜結核、肺結核、支氣管炎、肺膿腫、肉芽腫、外傷、肺血管異常等，行電子纖維支氣管鏡檢查可查明原因，還可經電子纖維支氣管鏡吸出血塊，局部注入止血藥止血，必要時可於鏡下作局部

填塞治療。

4.中老年人原因不明的咳嗽，如果發生了難以解釋的咳嗽加重徵象和對治療欠佳的咳嗽，宜作電子纖維支氣管鏡檢查以明確病因。

5.臨床或影像學檢查提示支氣管阻塞，表現為局限性肺氣腫、阻塞性肺炎或肺不張等。肺不張病因為腫瘤、炎症、異物等阻塞支氣管致相應的肺組織萎縮，所以一旦發生肺不張，應儘早行電子纖維支氣管鏡檢查以探明原因，對炎症、異物、痰栓、血塊等所致之肺不張，經電子纖支鏡治療大部分人可複張。

6.一般慢性支氣管炎、支氣管哮喘均可發生喘鳴，如患者無類似的病史，且喘鳴逐漸加重，此種情況多提示氣管、大的支氣管局部性狹窄，原因可能是氣管或支氣管腫瘤、結核、異物、炎症、痙攣等，應儘早行電子纖維支氣管鏡檢查以確診。

7.診斷不明的肺部疾病，需經電子纖維支氣管鏡檢查，做支氣管肺活檢、刷檢或沖洗等，進行細胞學及細菌學檢查者。

8.原因不明的喉返神經麻痺或膈神經麻痺者，應行電子纖維支氣管鏡檢查以確診。

9.肺癌等惡性腫瘤累及氣道時的介入治療，如支架置入、電灼電切、鐳射或微波消融等，電子纖維支氣管鏡下行肺癌腔內放療、化療。

10.應用電子纖維支氣管鏡檢查對肺癌手術和放化療患者進行隨診，可瞭解治療效果及治療後有無復發。

11.支氣管、肺部感染的治療，如清除氣道內分泌物、感染部位沖洗注藥等及支氣管異物的診斷及取出異物。

患者要嚴格遵守醫生囑咐，積極配合檢查。以下情況不能進行支氣管鏡檢：

1.一般情況差、體質衰弱不能耐受檢查者。

2.有精神不正常，不能配合檢查或頸椎畸形，無法插入者。

3.有嚴重心臟病、心功能不全、嚴重心律失常、頻發心絞痛、高血壓病檢查前血壓仍高於160/100mmHg。

4.主動脈瘤有破裂危險。

5.有慢性呼吸系統疾病伴嚴重呼吸功能不全，若需要檢查時，可在供氧和機械通氣下進行。

6.麻醉藥物過敏，不能用其他藥物代替者。

7.有嚴重出血傾向及凝血機制障礙者。

8.呼吸道有急性化膿性炎症伴高熱，急性哮喘發作和正在咯血者，可在病情緩解後進行。

🌱 CT引導下經皮肺穿刺活檢

王伯伯最近在醫院查出肺癌，且癌細胞已擴散，錯過了手術治療的機會，為此醫生給王伯伯制訂了內科治療計畫，但內科藥物治療的前提是要有明確的病理診斷。為此，醫生建議王伯伯進行肺部病灶的穿刺活檢術，通過穿刺取出腫瘤的樣本進行病理檢查，以確定肺癌的類型。然而，王伯伯和家人一聽要活檢都十分害怕，他們並不是害怕穿刺時疼痛，而是害怕穿刺針紮進腫瘤時會像「捅馬蜂窩」一樣，使癌細胞到處亂竄，全身擴散。

穿刺活檢到底會不會導致癌的擴散和轉移呢？從理論上講，對癌腫的任何刺激，包括針刺、切除、切取活組織或其他檢查，甚至用力揉搓和擠壓等，都可能造成癌細胞的脫落和擴散、轉移。穿刺時的細針進入腫瘤後再拔出，可能會使針道中沾染少量癌細胞。有人對細針的外壁作塗片觀察，在一小部分病例中，確實找到了癌細胞，因此癌

細胞沿著細針通道擴散的可能性是存在的。但是，有這種可能性並不一定真的就會發生罹癌細胞沿針道擴散。

隨著穿刺器材的進步和穿刺技術的提高、影像導引設備的發展，如今因穿刺活檢所導致的轉移已很少發生。

腫瘤的轉移是指惡性腫瘤細胞脫離其原發部位，通過血液循環和淋巴系統，「跑」到其他器官繼續繁殖生長，形成同樣性質的腫瘤，這是一個複雜的病理過程。有研究表明，在一般情況下，約有50％的惡性腫瘤患者的血液中存有癌細胞，但這並不意味著一定形成轉移癌，大部分癌細胞在機體免疫機制的作用下並不能存活，只有當機體免疫功能降低，或是脫落的癌細胞過多，超過了機體自身清理能力的情況下，漏網的癌細胞才會在機體某些部位「落戶」，從而生長為轉移癌。

穿刺活檢時即使有少量的癌細胞脫落並進入血液循環，也並不一定意味著發生轉移，因為機體免疫系統會很快將它們殺滅。可以說，因為穿刺而轉移的可能性幾乎為零，而臨床上發生的那些腫瘤擴散和轉移是疾病進展的結果。

患者切莫被傳言誤導，千萬別抗拒醫生從自己身上「取肉」（標本），要聽從醫生的檢查、診治、安排，不必有過多的顧慮，也不必恐懼，否則會因心理負擔過重而延誤診斷，並且喪失最佳的治療時機，致使病情加重。

CT引導下經皮肺穿刺活檢，可準確顯示病灶本身情況及與周圍組織結構的解剖關係，可精準確定進針部位、角度及深度，有很高安全係數，尤其對於小病灶具有不可替代的優勢。據文獻報導，CT引導下經皮肺穿刺其診斷準確率達81.7％～100％。CT引導下經皮肺穿刺活檢術的併發症最常見的是氣胸和肺出血，文獻報導氣胸發生率為10％～

30%，如發生少量氣胸，患者只需靜臥2小時，幾天後氣胸即可自然吸收而不必作特殊治療。肺出血絕大多數很輕微，僅表現為穿刺後CT掃描肺窗示沿針道分佈或病灶邊緣少許淡薄斑片狀或雲絮狀陰影，可觀察。經皮肺穿刺活檢術出現大咯血、皮下氣腫、針道腫瘤種植、縱膈氣腫、空氣栓塞等併發症均少見。

　　總之CT引導下經皮肺穿刺活檢術是一種微創、安全、準確的檢查方法，操作簡便，併發症少，能為大多數患者接受，對於肺內病灶的臨床定性診斷、制訂治療方案及預後有極大的幫助。

　　CT引導下經皮肺穿刺活檢的適應症：

　　1.胸部孤立性占位病變。

　　2.肺部多發占位病變。

　　3.肺良性病變需取得局部感染細菌學或免疫學診斷以確定治療計畫。

　　4.放、化療前取得肺內惡性占位病灶做細胞組織學診斷。

　　5.胸腔積液、胸膜增厚伴肺部腫塊的定性診斷。

　　CT引導下經皮肺穿刺活檢的禁忌症：

　　1.可疑肺內血管源性病變（血管瘤、肺隔離症、動－靜脈畸形、動脈瘤等）。

　　2.凝血障礙或有嚴重出血傾向患者。

　　3.肺內病變可疑為包蟲病。

　　4.嚴重肺氣腫、肺纖維化、肺動脈高壓者。

　　5.肺內或胸腔內化膿性病變者。

　　6.穿刺行徑有肺大皰或肺囊腫者。

　　7.嚴重惡病質不能配合者。

　　8.病灶位於肺門區、大血管旁、縱膈內或病灶直徑小於0.5cm。

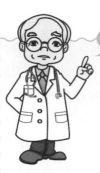

CT引導下經皮肺穿刺活檢術前術後應注意：患者術前要進行常規心電圖、血常規，凝血功能等檢查，要進行屏氣訓練。對咳嗽較劇烈的患者用鎮咳藥止咳，症狀好轉後再行穿刺。術後患者側臥位休息8～12小時，不可用力咳嗽，咳嗽較多時適當給予鎮咳劑，警惕氣胸的發生。

醫院裡的「判官」：病理醫生

臨床上常常碰到有患者病理切片需要做免疫組化，因此病理報告只能推遲發出。不少患者不理解，常常問為什麼要做免疫組化？患者等報告心情焦急是可以理解的，但要知道一個正確的報告比時效更重要。

一般民眾十之八九可能不知道醫院裡病理科是做什麼的，他們以為病理就是和化驗一樣把血液放到機器裡再打出資料來那樣方便。其實化驗出具的資料是一個參考指標，它是幫助臨床醫生來形成診斷的，而病理科的報告就是最後診斷，是指導臨床醫生制訂治療方案的依據，所以有人把病理科醫生稱為「判官」。

通常情況下，手術醫生切下腫瘤（或其他病變）的一小部分或全部（稱為：標本），與病情介紹（病理申請單）一起交給病理科，取材後的標本經過固定、脫水等一系列的技術處理後，用特製的切片機再做成一種薄到透明的組織片（約4微米厚），然後貼載玻片上，再經過染色等程式，將其變成可放在顯微鏡下觀察病變的組織切片。病理

醫生首先要在低倍鏡下觀察組織切片，然後在高倍鏡下更清晰地判別可疑目標。參考申請單上描述的患者基本情況，綜合分析，得出診斷結論，然後用書面報告把病理情況提供給臨床醫生參考。

遇到病理學疑難問題，需要進一步特殊染色、免疫組化、電鏡、DNA倍體及分子生物學技術等輔助手段，會診討論等仔細分析，最終做出病理診斷。因此，病理醫生出報告是非常慎重的，病理科醫生需要具備專門的學識和經驗，同樣是一個肺癌，在顯微鏡下每個人的病理切片圖像都不一樣，有鱗狀細胞癌、腺癌、小細胞癌等，此已成為區分肺癌亞型的依據，更是制訂不同治療方案的依據。有時即使同一類型的癌，其圖像（形態）也各不相同。

反之，不同部位的癌也可表現為相似的圖像，如鱗狀細胞癌可發生在皮膚、宮頸、支氣管、食管等部位；腺癌可發生在胃腸道、乳腺、前列腺等部位，特別是在肺有原發的肺癌，也有轉移到肺的轉移癌，有著相似的形態，導致鑑別診斷困難，不同腫瘤有時也難以區分良性或惡性腫瘤，這就非常需要經驗和直覺。

常規活檢中約5%～15%疑難病例或惡性腫瘤標本需採用免疫組化進行輔助鑑別診斷和預後分析。免疫組織化學檢查是基於抗原抗體特異結合的原理，用已知的抗原/抗體去標記被檢組織中的抗原/抗體的方法。

這項技術已非常成熟，但它只是一種輔助方法，對一些疑難病例，病理醫生會首先觀察常規病理切片，作出可能的診斷和鑑別診斷，然後選擇正確的抗體，判讀免疫組化標記結果，從而確定腫瘤的組織來源，最後做出明確病理診斷。

如要判斷肺腺癌是原發還是轉移到肺的腺癌，它來自何處？通常肺原發性腺癌免疫組化染色表現為TTF-1、CK7、Napsin A抗體標記陽

性，而來自肺外的腺癌轉移到肺時，則可根據不同轉移臟器和組織類型，採用各自不同的標記加以區別，如免疫組化檢測PAS和PASP表達陽性可以判斷轉移性腺癌來自前列腺。

又如對分化差的肺腺癌和肺鱗癌僅從形態學上進行鑒別可能面臨挑戰，即使是經驗豐富的病理專家之間的一致性診斷符合率也比較低。有研究報導根據形態學對支氣管鏡活檢的小樣本進行分類其精確性和可靠度非常低，用一組抗體對支氣管鏡活檢的組織進行免疫組織化學檢測可將肺腺癌與肺鱗癌區分開來。

🌱 肺癌的病理類型

肺癌的確診需要病理的證實，僅通過影像學及臨床上發現的腫瘤標誌物陽性是不能確診的。獲得病理診斷可以確定腫瘤的性質和亞型，如鱗癌、腺癌、小細胞癌等，因為不同類型的肺癌治療方法不同；還可通過病理獲得腫瘤標誌物的檢測結果，如EGFR、ALK等來指導臨床靶向治療用藥。因此，病理診斷是指導肺癌個體化治療的不可缺少的手段。

肺癌病理類型包括小細胞肺癌和非小細胞肺癌（包括鱗癌、腺癌、大細胞癌、鱗腺癌等）兩大類，其生物學特性、治療方法、預後均有明顯不同。

小細胞肺癌（約占20%）起源於肺的神經或激素分泌細胞。所謂的「小細胞」是就顯微鏡下細胞的大小及形態而言的。發病率僅次於鱗癌，多見於男性，發病年齡較輕。一般起源於較大支氣管，居中央型肺癌。組織細胞形態以燕麥細胞最為常見。小細胞肺癌惡性度高，生長快，而且較早地出現血道廣泛轉移，在各型肺癌中預後最差，但它對放療、化療均敏感，一般先化療，後放療，再加化療。

非小細胞肺癌（NSCLC）組織學分類：

1.鱗狀細胞癌（大約占25%~30%）：形態包括乳頭狀，透明細胞，小細胞，基底樣。患病年齡大多在50歲以上，男性占多數。大多起源於較大的支氣管，常為中央型肺癌。鱗狀細胞癌與抽煙的關係比其他類型更密切，雖然鱗狀細胞癌的分化程度有所不同，有高分化、中分化、低分化，但一般生長發展速度比較緩慢，病程較長，對放射和化學療法較敏感。首先經淋巴轉移，血道轉移發生較晚。

2.腺癌（大約占40%）：腺癌起源於支氣管黏膜上皮，少數起源於大支氣管的黏液腺。發病年齡較小，女性相對多見。多數腺癌起源於較小的支氣管，為周圍型肺癌。早期一般沒有明顯的臨床症狀，往往在胸部X光線檢查時被發現，表現為圓形或橢圓形腫塊，一般生長較慢但有時早期即發生血行轉移，淋巴轉移則發生較晚。

3.大細胞癌（大約占10%）：大細胞癌是一類未分化的非小細胞肺癌。可根據不同免疫組化標記物來進一步分為：大細胞神經內分泌癌（LCNEC），大細胞癌伴神經內分泌特徵（LENCE）、非特殊類型（NOC）。大細胞神經內分泌癌屬高分級的非小細胞癌，預後極差，與小細胞肺癌的預後相當。

4.腺鱗癌：腺鱗癌是非小細胞肺癌中較少見的病理類型，發病數約占肺癌的1.9%～5.3%。肺腺鱗癌應同時具備腺癌及鱗癌的病理學特點，它的惡性度高於腺癌和鱗狀細胞癌。

5.肉瘤樣癌：差分化非小細胞癌伴有梭形和/或巨細胞癌等形態特徵。介於上皮細胞和間充質分化之間，是一組罕見的肺惡性腫瘤，肉瘤樣癌約占0.1%。

非小細胞肺癌治療方法依腫瘤範圍可分三組：

1.手術可切除肺癌（Ⅰ、Ⅱ期和部分Ⅲ期腫瘤），預後最好，術後

以順鉑為基礎聯合化療，延長Ⅱ、Ⅲ期患者生存。有手術禁忌症，可選擇根治性放療。

2.局部（T3，T4）和/或區域（N2-N3）進展期肺癌，患者自然病史多種多樣，有些局部晚期腫瘤可受益於聯合治療。不能切除的或N2-N3期肺癌，放療與化療相結合。一些T3或N2期肺癌，術前或術後化療或放化療可提高療效，延長患者生存。

3.遠處轉移疾病（包括就診時已轉移）患者，放療或化療可緩解腫瘤引起的症狀。鉑類為基礎的化療，可贏得短期的症狀緩解，延長生存。體能狀況好、女性、單一遠處轉移灶者，生存期更長。

肺部除了原發的小細胞肺癌和非小細胞肺癌兩大類外，還有原發於其他部位的惡性腫瘤轉移到肺的也相當多見，大多為血道轉移。常見的原發惡性腫瘤有來自胃腸道、泌尿生殖系統及肝、甲狀腺、乳腺、骨、軟組織、皮膚等。據統計，肺轉移性腫瘤生存期與原發腫瘤的惡性度高低有關。肺部單發性轉移瘤病例手術切除後5年生存率在30%以上；多發性轉移瘤手術後5年生存率在20%左右。原發腫瘤惡性度低，發生肺轉移較晚的患者，手術治療效果較好。

基因診斷為靶向治療開路

檢測腫瘤標記物能夠尋找腫瘤的蛛絲馬跡，協助癌症的診斷外，還可為臨床提供腫瘤靶向治療的依據。

循證醫學證據提示，肺癌患者如果進行基因檢測並選擇合適的靶向治療藥物，其預後會明顯改善。因此，建議所有肺腺癌患者不論性別、種族、是否吸煙或伴其他臨床危險因素，均應接受基因檢測，其中EGFR突變和ALK融合基因是首選檢測項目。

隨著EGFR基因等生物標誌物研究的明確，目前晚期非小細胞肺癌

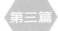

已從原先千篇一律以化療為主的模式轉變為以生物標記物為指導、結合組織學類型的治療模式，肺癌的治療將根據其腫瘤驅動基因的異常狀況，個體化地選擇靶向治療藥物。

做基因檢測的目的就是為了判斷能否進行靶向治療，如過去，我們用臨床優勢人群（腺癌、不吸煙）來選擇靶向藥物治療，可能選兩個患者做靶向治療，有一個人是有效的。現在我們用基因檢測篩選出10個人，有7個是有效的。如果不作檢測或檢測結果出現偏差，就可能導致不合理治療或治療過度，給患者帶來危害。根據國外經驗，未經事先檢測用靶向藥物的有效率為30%左右，而檢測以後用靶向藥物的有效率達80%以上（當然這也說明檢測不是100%的準確，每一項實驗總有假陽性和假陰性）。

做基因檢測能瞭解更多資訊，選擇治療藥物時準確率也更高，如果醫生能夠獲得每一位肺癌患者體內有意義的基因或分子資訊，就能夠減少盲目性，增加針對性，提高治療效果。這就是現在醫療所主張的「個體化治療」。

如何理解病理診斷的「金標準」？

臨床中，我們經常會遇到取組織活檢的患者來諮詢病理報告為何是描述性報告，病理報告不是診斷的「金標準」嗎？病理科一旦認為是癌，誤診率非常低，但1%或更小的誤差機率還是存在的，無非是不同的條件、不同的環境和不同的醫療單位所發生機率的差異不同而已。畢竟有一些炎症、肉芽腫的形態和腫瘤是很難區分的，有的病變也存在目前醫學尚難完全認識的狀況，存在確診上的缺陷。在不確定的情況下，病理醫生一定不會給出明確的診斷，而是用描述性報告。

其實在醫學上，我們經常說的病理報告被稱為金標準，這應該是

有一定前提條件的。如果把整個腫瘤連同它周圍一些正常組織都完整切下交給病理科，病理鑑別良、惡性的能力可能會更高些。

如果是支氣管鏡或者穿刺獲得標本，對患者肉體損傷小是優點，但對病理就不如切下一塊組織來得精確。這對病理醫師把握整個病情程度而言是有很大局限性的，不能看作絕對可靠。

對支氣管鏡或者穿刺獲得標本、淋巴結活檢標本，還要看臨床醫生取材準不準，經驗豐富的醫生對非常小的癌、很早期的癌，肉眼幾乎看不到，憑經驗和感覺可一取就到位，一次就能確診。不合格的標本取多次都查不出結果。還有的醫生手重，擠壓得很厲害，明明知道是腫瘤，但由於用力太重，把組織細胞擠壓變形，病理醫生就沒辦法判斷。再是病理技術人員製片是否優良，病理醫生是否具備足夠的經驗，也會影響病理診斷的正確結論。

如果各方面都做得很好，不能診斷的機率就很低。一般情況下、切下得越少，切得越碎，精確性越差。因為即使同一個人的腫瘤，常是不均勻的，可能有的部分是高惡性，有的部分是低惡性，有的部分根本沒有癌細胞。無論何種取材或切片，均屬抽樣檢查，最終在鏡下見到的僅是病變的極小部分，因此有時產生抽樣誤差，就不能代表整個病變。有時一張切片上，成千上萬個細胞都是良性的，但其中就有幾個是癌細胞，稍有疏忽漏掉了、看錯了，也就可能造成誤診。

因為病理診斷是一門依賴經驗積累的診斷學科，雖然臨床醫生公認病理診斷是金標準，但絕對的金標準事實上是不存在的，只是含金量相對有所不同。經驗少的醫生發出的診斷其含金量也許比年長醫生少一點，普通醫生診斷的含金量或許比某一領域的專家少一點，這就需要理解，醫學中的任何診斷方法都是有局限性的，都不能看作絕對可靠。

第四篇

治療手段日新月異

　　現在的肺癌治療已不再是經驗治療，而是進入到個體化治療，即手術、放療、化療、靶向藥物治療、中醫中藥、生物治療和心理醫師共同參與的多學科治療時代。

　　面對各種日新月異的治療手段，我們要理性的認識它，認真地對待它。癌魔看似可怕，但若知己知彼，掌握一定的戰略與戰術，消滅或控制肺癌將成為可能。

　　肺癌治療決策的制訂，要根據肺癌的病理類型、肺癌的臨床分期及患者的身體狀況，經過醫患雙方充分交流，共同議定。

　　早期肺癌，癌細胞局限於胸腔，未發生轉移，此時最好的解決辦法就是手術切除；中期則以多學科綜合治療、化療和放療為主，不能根治，但也要得到一定程度的控制，達到長期「帶瘤生存」的目標；到了晚期，癌細胞已經轉移，目前醫學還未有能力治癒，就採用以藥物治療為主，姑息放療等措施，目標是減輕患者的痛苦，盡量延長壽命，提高生存品質。

一、肺癌手術治療

❧ 手術是早期肺癌首選和最有效的治療方法

　　肺癌外科治療已有近百年的歷史。外科手術治療是肺癌治療中最重要的手段之一，也是早期肺癌首選和最有效的治療方法，有時候手術可收到立竿見影的效果。近20年以來，人們認識到外科手術在肺癌治療中的局限性，單純外科治療已過時的觀點得到了外科醫生的廣泛認同，開始將以外科手術為主的肺癌多學科綜合治療手段有機地結合在一起，取得了良好的效果。

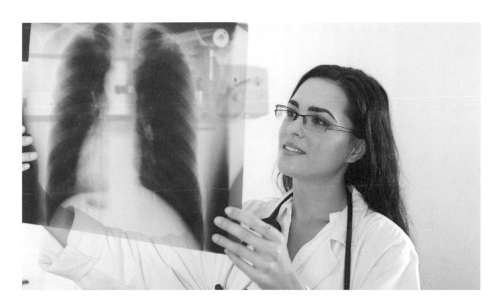

　　肺癌的外科治療決定於肺癌的臨床分期和組織學檢查。作為一種局部治療的手段，只有肺癌仍處在局部沒有發生擴散時，外科手術才能發揮最有效的作用。因此，一旦得了肺癌，不要急於盲目手術治療，應通過肺癌聯合診治中心專家的會診，進行正確的臨床分期，制訂科學合理的規範化治療方案，使那些已有遠處轉移、不應該做手術的肺癌患者避免承受開胸手術之苦，使那些原本並沒有轉移的肺癌患者得到及時科學的外科手術治療。

肺癌手術適應症

　　Ⅰ～Ⅱ期的非小細胞肺癌和部分經過選擇的ⅢA期肺癌，如病變局限於同側胸腔且能行根治性切除，或病灶雖侵犯胸壁、心包、大血管，但範圍局限且技術上能行切除者；臨床高度懷疑肺癌或不能排除肺癌的可能性，經各種檢查不能確診，估計病灶能切除者；無手術指徵的Ⅲ期肺癌，經化、放療後，病灶明顯縮小，全身情況允許，可考

慮手術治療；Ⅰ～Ⅱ期小細胞肺癌，全身化療1～2個週期後，可以手術治療。

2011年的美國臨床腫瘤年會，對8793名被診斷為局限期小細胞肺癌患者進行了長達13年的回顧性分析，其中7878例是以化療、放療作為主要治療手段，只有915例是做了手術。最終得出的結果是：儘管Ⅰ～Ⅲ期的局限期小細胞肺癌患者均從選擇性手術中獲益，各期總生存期均高於非手術治療，但小細胞肺癌的手術地位和作用仍然缺乏前瞻性的研究資料。當患者被診斷為晚期，就意味著無法局部根治，必須要用全身藥物治療來延長生存期。

晚期肺癌患者出現難以控制的肺內感染或肺不張，影響到肺的氣體交換功能，為減輕症狀，可施行姑息性手術。

肺癌手術禁忌症

1.腫瘤侵犯周圍器官、組織，如心臟、大血管，無法根治性切除或出現惡性胸水。

2.對側肺門、縱膈及鎖骨上淋巴結轉移。

3.出現肝、腦、骨、腎上腺、對側肺等遠處轉移。

4.全身情況難以耐受手術，包括：嚴重的心、肺功能障礙，近期有過腦血管意外，極度衰弱，惡液質等。

肺癌患者的術前評價

1.一旦經過肺癌診斷及分期檢查確認為符合外科手術適應症的肺癌患者，應綜合評價其全身狀態，包括體質、營養狀況、既往病史及有無伴隨其他系統性疾病等，是否有藥物過敏史和既往手術史。重要器官功能的檢查，包括：血、尿、糞常規，電解質，肝腎功能，心電圖

和心臟超聲檢查，肺功能，胸部及上腹部CT，頭顱MRI，纖維支氣管鏡檢查，必要的病理檢查（痰塗片、組織活檢），同位素骨掃描，必要時行縱膈鏡檢查和PET/CT檢查。

2.圍術期的併發症隨患者年齡的增加而增加，沒有合併其他伴隨病時，高齡並非手術的禁忌症。70歲以上的Ⅰ～Ⅱ期肺癌患者、80歲以上的I期肺癌患者可安全地接受肺葉切除或楔形切除，但全肺切除則要十分慎重。

3.肺癌患者術前均應行肺功能評價，第一秒鐘用力呼出量（FEV1）大於1.5L，可進行肺葉切除術、大於2L可進行全肺葉切除術（手術死亡率<5%）。

4.對不符合上一條標準的患者，應行進一步的肺彌散功能檢查、靜息狀態下的血氧飽和度測定或（和）吸氧前後的動脈血氣分析，以及同位素定量肺灌注掃描預測術後肺功能。

肺切除術是在全身麻醉下進行的常規手術，手術前醫護人員和患者及家屬之間的溝通、配合十分重要，患者及家屬有權向經治醫生瞭解手術方案，提出合理的治療要求，共同確定手術方式和日期。而告知手術風險，簽署知情同意書是手術前必須進行的程序。

醫護人員會正確引導家屬和患者消除手術恐懼心理，建立起戰勝疾病的信心。患者自己也可以採取多觀察和詢問手術過的其他患者，獲得對手術過程的感性認識，逐步打消疑慮。醫生還會針對患者不同情況糾正貧血、低蛋白血症、水電解質紊亂，改善全身營養狀況，增強對大手術的耐受能力。

🌱 肺癌手術方式

肺癌的外科治療技術已日臻完善，其術式幾經變更已基本定型，

即標準術式為解剖肺葉切除＋區域淋巴結系統切除；對侵犯鄰近器官和結構的肺癌，應在施行肺切除的同時連同受侵組織器官整塊切除，甚至包括部分心臟、大血管的切除和重建。儘量避免姑息或不完全切除；臨床分期很重要，尤其對非小細胞肺癌來說，分期決定了方案。系統性縱膈淋巴結清掃術不單單是切除了轉移的縱膈淋巴結，更重要的是由此獲得了準確的病理分期，為術後制訂科學合理的綜合治療方案奠定了重要基礎。

如果肺癌手術中不進行系統性縱膈淋巴結清掃，就有可能將Ⅲa期肺癌錯劃分到Ⅰ期或者Ⅱ期，即把局部中晚期非小細胞肺癌當作早期肺癌看待，甚至錯過了術後輔助治療獲得長期生存的機會。

肺癌手術死亡率和併發症

文獻上肺葉切除占所有肺癌手術的70％～75％，平均死亡率3％，併發症發生率28％，最常見的致死原因為肺和心臟的併發症。心肌梗死是肺切除圍術期死亡的常見原因。以前沒有心臟病病史的無症狀患者，心肌梗死的發生率大約為0.1％。局部切除術是指切除範圍小於一個肺葉的術式，包括肺段切除術和楔形切除術。

與肺葉切除相比，局部切除術患者復發率高，長期生存率減少5％～10％。在肺癌肺切除術的所有術式中，局部切除術尤其是楔形切除術的手術死亡率是最低的，死亡率平均為2％。

患者術後應注意事項

肺癌患者往往術前就有咳嗽咳痰症狀，加上手術本身對肺的損傷，術後痰量會明顯增加，需要患者有力、有效的咳嗽將痰液從肺內排出。定期霧化吸入，積極配合做有效的咳嗽，咳痰，以利於肺膨

脹。多取坐位或半臥位，注意防止胸腔引流管扭曲、折疊、受壓導致引流不暢。避免過度牽拉或位置過高，引起胸腔引流管拔脫或引流液逆流造成胸腔潛在感染的風險。

胸腔引流管的術後管理應有專業人員負責，家屬不要參與胸腔引流管的護理，以免因操作不當造成胸腔感染或氣胸。開胸後的康復運動主要為促進肺功能和手術側上臂功能的恢復，因此術後宜積極進行深呼吸和術側上臂旋轉、抬舉等活動。

🌿 手術後續治療

肺癌是全身疾病的概念已被大家所接受，肺癌治療模式已經轉變為多學科綜合治療，包括外科手術、放療、化療、免疫治療以及中醫中藥等。如果肺癌病灶直徑小於3公分，沒有外侵，沒有肺門和縱膈淋巴結轉移，屬於「早期肺癌」，臨床實踐證明對早期非小細胞肺癌患者術後化療不但不能延長壽命，反而因化療的毒副作用使存活期縮短。因此，早期肺癌患者術後不需要進行輔助化療。

另外對於年齡在75歲以上的老年肺癌患者術後進行輔助化療同樣不能取得生存率的提高。因為老年患者身體各方面的功能均有不同程度的減退，不容易從化療導致的骨髓抑制、胃腸道反應中恢復。

除Ⅰ期肺癌外，術後大多數患者都需要進行放、化療等相關抗腫瘤治療。手術康復後（一般3～4周），患者應及時到肺癌綜合診治中心就診，制訂術後綜合治療方案，在專家的指導下進行後續治療，以鞏固手術療效。

術後需要進行輔助化療的患者，一般是21天為一個療程，需完成4～6個週期術後輔助化療。每次化療期間都要常規進行一些檢查，如果發現復發要及時處理。目前肺癌根治性手術後局部復發的患者越來

越少，更多的是遠處轉移，如骨轉移、腦轉移和腹腔臟器轉移等。如果出現了骨轉移，就按照骨轉移的治療方法，防治骨相關事件（如病理性骨折和骨痛）的發生，並進行全身化療或放療。

電視胸腔鏡，微創除肺癌

隨著內鏡攝影系統的進步，以及內鏡用切割縫合器及其他內鏡下器械（剪刀及分離鉗等）的出現，讓外科胸腔鏡技術大規模發展起來。使用現代攝影技術和高科技手術器械裝備，在胸壁套管或微小切口下完成胸內複雜手術的微創胸外科新技術，改變了胸外科疾病的治療理念，現在胸腔鏡不但用來檢查疾病，更可用來治療疾病。

胸腔鏡具備創傷小、痛苦輕、恢復快和對外形影響小等優勢，成為現代微創外科發展的重要趨勢，顯示外科手術已進入微創時代。隨著新技術、新觀念和新方法的不斷引入，胸腔鏡手術本身也更加成熟和理性，其應用範圍和所占胸外科手術的比例也在逐年增高。

肺癌是胸外科最常見的疾病，與常規開胸手術相比，Ⅰ期非小細胞肺癌患者行胸腔鏡手術下淋巴結清掃術後的5年生存率、總生存期及局部復發情況相似。電視胸腔鏡手術能改善老年患者、高危患者出院後的生存能力。由於電視胸腔鏡手術患者術後恢復快，併發症較少，因此患者更容易接受。

胸腔鏡手術僅需做1～3個胸壁小孔。微小的醫用攝影頭將胸腔內的情況投射到大的顯示幕，等於將醫生的眼睛放進了患者的胸腔內進行手術。手術視野根據需要可放大，顯示細微的結構，比肉眼直視下更清晰更靈活。所以，手術視野的暴露、病變細微結構的顯現、手術切除範圍的判斷及安全性都好於普通開胸手術。肺門、縱膈淋巴結在胸腔鏡放大視野的情況下，可進行更加精細的操作，深部淋巴結的清

掃更加容易，可以完全清掃小於2公分並且與血管粘連不緊密的肺門、縱膈淋巴結，達到與傳統開胸手術清掃相同的效果。

肺癌患者肺門淋巴結，就好像血管外拴了一圈地雷。肺門處血管的管壁非常薄，厚度僅有大腿等外周血管的1/4。在分離血管外粘連在一起的淋巴結時，稍有不慎就可能造成胸腔大出血，危及患者性命。

胸腔鏡手術與傳統開胸手術切口長30～40公分，甚至還要切除肋骨的大切口相比，前者對人體的損傷小得多，手術後患者也不必忍受劇烈的疼痛，更能有效地咳痰，術後恢復快，其肺功能情況和活動能力均優於常規開胸手術患者。由於手術創傷小，對免疫功能的影響大大減少，併發症少，大多1周即可出院，術後2～4周可恢復正常工作。

胸腔鏡治療性手術適應症：

1.胸膜疾病：自發性氣胸、血胸、膿胸、乳糜胸、胸膜腫瘤所致胸腔積液等。

2.肺部疾病：肺良性腫塊切除、肺癌根治、終末肺氣腫的肺減容。

3.食管疾病：食管平滑肌瘤、食管憩室、賁門失弛緩症、食管癌。

4.縱膈疾病：胸腺及其他部位縱膈腫瘤，縱膈囊腫等。

5.其他：手汗症、乳糜胸、心肺外傷、胸廓畸形等。

胸腔鏡手術的禁忌症：不能耐受單肺通氣麻醉及嚴重心肺功能不全者。

不用開刀的手術——肺癌介入治療

大家都知道外科治療是靠手術暴露後切除病變臟器或組織來完成治療，內科治療是靠靜脈或口服藥物，而介入治療呢？介入治療不像完全打開的那種暴露、開放式的手術，也不是一種光靠藥物來進行的治療方式，它介乎於二者之間。

事實上介入治療是一種在影像設備引導下進行的微創治療，也等於「不用開刀的手術」。它是在不開刀暴露病灶的情況下，通過肢體血管或體外皮膚作為通道，或經人體原有的管道，在影像設備（血管造影機、透視機、CT、MR、超音波）的引導下用微創器材到達病灶局部，直接對病灶所進行的治療，它的好處是治療直接、創傷小、療效好。

腫瘤介入治療包括血管內介入治療和非血管介入治療。

血管內介入治療指的是經動脈的插管化療或化療栓塞術。具體的講，就是在大腿根部穿刺股動脈，將一根電線一樣粗細的導管通過股動脈插入到腫瘤的血管內，通過導管直接將化療藥物注入到腫瘤內或完成後把腫瘤的供血血管加以堵塞，這樣的治療達到的效果是「餓死（堵塞腫瘤血管）腫瘤+殺死（高濃度的抗癌藥物）腫瘤」。

非血管介入治療主要是指通過直接經皮穿刺將藥物、放射性粒子等注入到腫瘤內殺死腫瘤或用射頻針、冷凍針、微波針穿入到腫瘤內熱死或凍死腫瘤。經過30多年的發展，介入治療不僅在腫瘤的治療上取得了顯著效果，且對非腫瘤疾病（如腦動脈瘤、冠脈狹窄等）的治療也成為重要或首選的方法，介入治療現在已和外科、內科並列成為三大治療學科。

就肺癌而言，目前臨床上常用的介入治療方法有如下這些：

1.支氣管動脈灌注化療及支氣管動脈化療栓塞術

臨床上約70％的肺癌患者就診時已失去外科手術根治機會，此時腫瘤的治療主要依賴以化療、放療為主的綜合治療，而靶向治療成為一種異軍突起的全新療法。

介入治療作為肺癌綜合治療的重要組成部分，其作用被大家肯定。支氣管動脈灌注化療（BAI）及支氣管動脈化療栓塞術，是經血管

內的介入治療方法，其方法為局麻下經皮穿刺股動脈後插入導管，進行腫瘤血管的造影，發現和辨別腫瘤供血血管，然後將導管插入到腫瘤的直接供血動脈，經導管灌注化療藥物，完成後用栓塞劑進行腫瘤血管的堵塞以阻斷腫瘤供血。

這樣做的結果使局部肺癌組織接受高濃度的化療藥物，大大增加了藥物抗腫瘤的效果，且降低全身藥物不良反應，同時栓塞腫瘤供血血管使局部腫瘤失去血液營養因而缺血「餓死」。

肺癌的血管內介入療法有著微創、不良反應小和近期療效強等優點，尤其適合手術期輔助治療（縮小腫瘤）、不耐受化療反應和伴有咯血的患者，但介入治療並不能替代手術治療及術後綜合治療的其他方法。

適應症：1.無法耐受外科手術或不願手術的肺癌患者，外科手術有難度的肺癌，術前進行介入治療可短期縮小腫瘤，有效降低肺癌的分期，提高手術切除率及降低術後復發率（相當於外科術前的新輔助化療）。2.已失去外科手術治療時機的中晚期肺癌患者。3.肺癌合併咯血者，可行灌注+栓塞術，達到抗腫瘤和止血的雙重療效。4.不能耐受全身靜脈化療的患者，特別是老年肺癌患者；對於可耐受全身靜脈化療劑量的患者，可行血管內介入化療+補充劑量靜脈化療，以增加局部治療效果。5.中央型肺癌且動脈血供豐富和巨大的周圍型富血供肺癌的姑息治療。6.肺內多發轉移性腫瘤，雖不屬於支氣管肺癌，行BAI仍有望獲得很好療效。

禁忌症：對造影劑過敏、嚴重凝血機制障礙或嚴重心、肺、肝和腎功能不全者禁忌進行此項治療。

療效評價：支氣管動脈灌注化療是應用較早，也是目前臨床應用廣泛的方法，經支氣管動脈灌注化療藥物，以提高局部的藥物濃度，

更有效地殺滅癌細胞，並減少和減輕全身毒副作用。

支氣管動脈給藥與靜脈化療給藥比較，進入腫瘤組織的藥物濃度可高達8～48倍。而化學藥物濃度每增加1倍，殺滅腫瘤細胞的數量即增加10倍，且呈對數關係遞增。但支氣管動脈灌注化療的療效不僅與腫瘤的病理類型、分化程度、藥物的選擇有關，還與腫瘤的血供多少有關。

因選擇的病例差異、用藥量及藥物種類和灌注化療次數不同，療效亦不同。有學者綜合多家資料，選擇 II ～ IV 期肺癌行BAI或灌注加栓塞進行療效比較。單純灌注化療的緩解率為61.4%，有效率為88.6%。灌注加栓塞的緩解率為72.5%，有效率為95.0%。平均生存14.5個月，部分病例生存5年以上。BAI近期療效顯著，但患者往往在停止治療3～5個月後腫瘤復發長大。因此應積極聯合其他治療措施，如灌注後外科切除、放射治療、免疫治療等，以提高遠期治療效果。

併發症：最嚴重的併發症是脊髓動脈栓塞導致脊髓損傷造成截癱，早期發生率高達2%～5%，但隨著DSA設備的廣泛應用，該併發症已變得非常少見，其發生的可能原因是：高滲對比劑或化療藥物進入脊髓動脈而致脊髓損傷，或進行支氣管動脈栓塞，誤栓了由支氣管動脈發出的脊髓前動脈。治療前仔細分析造影圖，必要時經導管注入適量利多卡因，明確支氣管動脈與脊髓動脈有無共幹，明確後再行灌注化療及栓塞治療，這樣可避免該併發症發生。

2.肺癌的射頻消融治療（RFA）

射頻消融技術是應用消融電極，在CT引導下經皮肺穿刺到達腫瘤內，或在術中將射頻電極插入實體腫瘤組織內，接通射頻電流，通過射頻輸出，使病變區組織內細胞離子震盪，摩擦產生熱量，使腫瘤局部溫度達到80～100℃，腫瘤組織發生凝固性壞死，最終形成液化灶或

纖維化組織，射頻消融治療同時可使腫瘤周圍血管、組織凝固形成一個反應帶，使之不能繼續向腫瘤供血，起到防止腫瘤轉移的作用。

此外，射頻消融的熱效應可增強人體的免疫能力，從而抑制殘留的腫瘤組織生長。由於肺癌組織的電流密度比肺泡組織高，產熱效應高，加上正常肺組織阻止熱傳導，形成一定的「保溫效應」，使熱量容易在腫瘤內蓄積。

射頻消融治療肺癌時對正常組織損傷小，從而達到局部消除腫瘤組織的目的，為防止穿刺道的腫瘤種植，射頻結束後要將穿刺針道加熱消融。因為CT引導下射頻消融，患者的治療是在CT室完成的，不用進手術室，也不需全身麻醉，且創傷小，故射頻消融治療可作為心肺功能差，不能耐受手術的非小細胞肺癌患者的一種新的治療方法。

一次性消融的腫瘤數目尚無統一標準，可根據患者全身及肺部狀況及腫瘤大小而定，2公分以內者一次性消融數量最好控制在6枚以內，多灶消融可結合患者臨床情況，分次進行。

射頻消融治療之前如果患者沒有病理學診斷，可以在射頻消融前先做一個CT引導下的肺穿刺活檢，明確肺癌的病理類型。如採用組織切割活檢針做活檢，切割取出來的組織除了做病理診斷，還可以做EGFR等基因檢測。

對於一些高齡肺癌患者，一般既不能耐受開胸手術，也不能耐受化療，可根據肺穿刺活檢免疫組化檢測的結果，決定這個患者到底適不適合進行靶向治療。把局部的物理靶向射頻消融治療和全身的分子靶向藥物治療相結合，將會取得更好的治療效果。

射頻消融治療肺癌安全性高、恢復快捷，損傷更輕微，且可一次性毀損多枚腫瘤。與放射治療相比，治療時間短，無放療後全身免疫功能下降、骨髓抑制、放射性肺損傷等併發症。射頻治療聯合放療、

化療、分子靶向藥物等治療將極大提高腫瘤控制率，改善生活品質，延長患者生存期。但射頻消融治療目前還不能替代手術治療，即患者能夠接受根治性肺癌切除手術，就不選擇射頻消融治療。

適應症：1.無法耐受外科手術或不願手術的Ⅰ期肺癌患者。2.已經失去外科手術治療機會的中晚期周圍型原發性肺癌，與放、化療聯合治療。3.為了防止放療或化療不敏感者腫瘤發生轉移，對於符合條件的原發性肺癌患者建議先行射頻消融消滅可見腫瘤，然後再配合放、化療，提高治療效果。4.轉移性肺癌，可根據原發腫瘤部位及生物學性狀決定是否射頻消融聯合放化療，如肝癌對現有化療藥物欠敏感，因此對於肝癌肺轉移者建議直接射頻消融或聯合放療。

實施肺癌射頻消融治療的途徑有開胸肺癌射頻、電視胸腔鏡下肺癌射頻及CT引導下肺癌射頻消融治療等幾種。開胸手術時發現腫瘤不能切除部分病例可於手術中進行腫瘤射頻消融作為補救措施，另外在胸腔鏡觀察下通過病灶穿刺置入射頻針進行射頻消融治療。

禁忌症：心、肺、腎等重要臟器功能嚴重衰竭者；肺門病變伴有較大空洞者；中心型肺癌合併嚴重阻塞性肺炎者；肺癌轉移頸、胸椎，椎體破壞嚴重、有截癱危險者；肺部彌漫性轉移病灶或雙肺廣泛轉移瘤；肺以外其他重要臟器廣泛轉移者。

療效評價：射頻消融治療肺癌的療效與組織學類型無關，而與腫瘤的直徑、位置、數目、形態等有關。一般來說，直徑較小的腫瘤治療效果明顯優於直徑大的腫瘤。有研究者認為，當腫瘤放療時，氧在放射破壞DNA並殺死腫瘤細胞方面是不可或缺的，因此放療對腫瘤邊緣的富氧細胞非常有效，但是放療對腫瘤中心區的乏氧細胞效果較差，這部分腫瘤細胞通過加熱（射頻消融）可以殺死，因此二者具有互補作用，RFA聯合放療可增加治療效果。

併發症：主要包括氣胸、胸腔積液、發熱、胸痛、咳嗽、咯血等，絕大多數較輕，術後會有諸如「射頻後類感冒樣綜合症（發熱、納差、乏力等）」，咳嗽、穿刺部位疼痛等反應，這是正常症狀，一般1周左右可消失，個別患者恢復時間相對較長。腫瘤病灶較大者發熱較高，但一般不超過39℃，應用抗生素後1周左右可降至正常。血痰與穿刺損傷或治療後組織炎性反應有關，可給予止血對症治療。

3.放射性粒子植入治療中晚期肺癌

放射性粒子植入內放療屬於近距離放射治療，具有準確的適形照射，保證腫瘤靶區得到高劑量治療，局控率高，周圍正常組織得到保護，併發症低，容易操作等優點。為晚期肺癌患者提高生活品質和改善生存率提供一種安全、有效的臨床治療手段。

125I粒子近距離治療肺癌的原理是微型放射源植入腫瘤內或受腫瘤浸潤的組織中，持續低能量的γ射線，在二百天內連續不間斷地作用於腫瘤，使得進入活躍期的腫瘤細胞遭受最大程度的毀滅性殺傷，而使局部腫瘤得到最有效的控制。由於其低能量及短射程（僅1.7cm），穿透力弱，而腫瘤組織之外正常組織所受輻射劑量銳減，加之周圍組織細胞的增殖速度較癌細胞明顯低，對射線敏感性低，故不受損傷或僅受到微小損傷。

125I粒子近距離治療以晚期非小細胞肺癌為主。根據不同患者的情況，粒子種植的位置也不盡相同：可以手術切除的應用「三明治」法在瘤床種植，術中植入可與手術產生互補的效應，達到預防局部復發的目的；只能部分手術切除的，在殘存的瘤體上種植；無法手術切除的採用經皮穿刺或經纖維支氣管鏡等方法植入。

適應症：不能手術切除的局部晚期非小細胞肺癌和高齡、心肺功能受損無法耐受手術或不願手術者；局部外浸，手術中預計有腫瘤殘

留及縱膈淋巴結腫大切除後有殘存。對放、化療未能有效控制病情的患者也可作為一種補充治療；與化療同步進行，患者多可耐受。

禁忌症：多臟器廣泛轉移者不宜植入。緊鄰大血管的肺癌患者應慎用此法。

併發症：術後發熱，咯血，氣胸，放射性肺炎，粒子脫落隨痰排出等併發症。

放射線的防護：儘管125I放射性粒子釋放的 γ 射線有效射程很短，組織穿透距離僅為1.7cm左右，隨著距離的延長，射線的能量也迅速衰退，但仍應加強對放射線的防護工作。醫務人員必須嚴格執行國家有關放射線防護的規定操作。植入粒子後的患者在二個月內應減少和家屬身體的密切接觸。如患者出院後，發生因粒子移位經氣道咳出，應將粒子收放好並儘快送回醫院，切不可隨意拋棄以免造成環境污染。

4.肺癌的非血管性介入治療還有冷凍治療、經皮穿刺注入硬化劑或化療藥物、熱療等方法

冷凍治療：通過冷凍探頭或氬氦氣「冷刀」等設備，使腫瘤組織內的溫度降低，最低可達－192℃，使整個腫瘤組織區域冷凍，腫瘤細胞變性壞死，壞死的腫瘤組織在經過一段時間後，逐漸被人體吸收。冷凍導致腫瘤細胞死亡的主要機制可能與以下因素有關：細胞內冰晶形成和脫水、電解質濃度及pH值的改變、蛋白變性、細胞膜改變、酶抑制、缺血性壞死等。

經皮穿刺腫瘤內注射藥物：在X光線透視或CT引導下，將穿刺針準確刺入腫瘤病灶內，注射硬化劑或化療藥物。最常用的硬化劑是無水乙醇，化療藥物主要有各種抗腫瘤藥物，以1：2加入碘油等造影劑，行瘤內多點注射。

肺癌的基因治療目前剛開始，在治療方面進入臨床應用的只有p53抗癌基因。p53基因的最佳給藥途徑是經皮穿刺瘤內注射。操作在CT或超聲引導下進行。行CT或超聲定位後，用細穿刺針刺入腫瘤內，用p53腺病毒注射液稀釋後行瘤內多點注射。瘤內注射適合體積比較大的腫瘤，對於病灶小且彌散的肺癌，可經支氣管動脈灌注，但因藥物作用於癌組織的時間短，因此療效稍差。

　　肺癌的熱療：通過插入病灶的針狀電極發射出的微波產生熱量，使電極中心部的溫度升至65℃，鄰近區域也可達到45℃，利用微波的熱量使癌細胞凝固壞死。熱療在肺癌的治療中可配合放射治療或化學治療。單獨應用熱療難以在整個腫瘤實質內形成有效的治療溫度，在腫瘤的周邊溫度較低，達不到有效的治療溫度，因此熱療一般不單獨用於治療肺癌。

二、放療在肺癌的治療上佔有絕對優勢

關於放療的一些事

　　1898年居里夫人發現釙和鐳放射線能殺滅腫瘤，但用於腫瘤治療的放射線也能損傷腫瘤周圍的正常組織。20世紀90年代發展了三維適形放療和調強放療，是放療技術上的革命性進步。

　　腫瘤放射治療的理想境界：只對腫瘤進行照射，不給腫瘤周圍正常組織照射。達到既殺滅腫瘤，又不產生明顯的放射毒性和併發症。

　　放射治療到今天也有100多年歷史了，它跟放射診斷學是齊步共生，應該是兄弟關係，一個是放射性診斷，發現腫瘤，另一個是放射性治療，是對腫瘤進行摧毀。過去影像檢查就是一個透視機來發現肺

葉上的腫瘤病灶，只能提供平面二維的圖像，發現目標的區域、準度、範圍非常有限，放射劑量只能從前後對穿，往往腫瘤和正常肺組織之間劑量梯度拉不開，給腫瘤的劑量達不到摧毀腫瘤的要求。二維平面的放療經歷了近50年，給整個醫學界留下的印象是放療這個手段比較落後；給患者留下的深刻的印象是，早期不可能選放療，晚期選了放療，治療效果也不好，而且反應大，不良反應比較重。

　　近20年來，隨著電腦圖像飛速發展，出現CT、核磁共振，從二維平面（可比喻為放大望遠鏡）變成了現在的三維空間成像（可比喻為衛星定位系統），能很準確發現目標，就是通過電腦斷層圖像透視人體內器官，精確定位至1毫米，能如影（圖像）隨形（腫瘤圖像）地

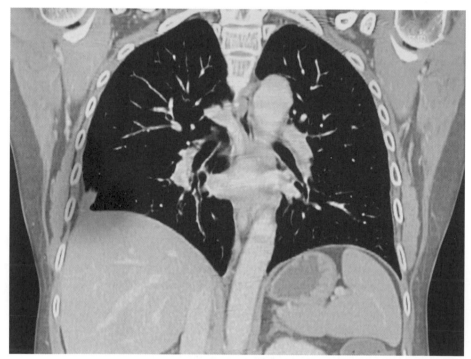

肺癌（胸部和腹部CT檢查：顯示右肺癌）（冠狀面）

掌握肺癌位置，還能計算周邊正常組織和腫瘤的距離，因此能計算出需要多大的放射量對肺內的小靶區進行高劑量的照射。摧毀目標的同時，使周邊正常組織受到最小的損傷。

醫生通常在給患者進行放射治療前要用一周時間來制訂放射治療計畫。首先由物理師進行治療計畫的設計，做適形模擬定位，定位以後要把這些影像的資料傳輸到一個治療系統當中，由醫生來確定靶區，哪些部位需要照射，哪些部位不需要照射，尤其要把周圍關鍵需要保護的正常器官標劃出來避免照射，醫生還要確定治療計畫的總劑量，然後根據腫瘤生物學特性、惡性程度，根據患者身體條件來確定照射的單次劑量、照射的時間、照射的方案和照射的總治療時間。

放射治療是給一定的腫瘤體積準確的、均勻的劑量，而周圍正常組織劑量很小，因此在正常組織損傷很小的情況下，根治了惡性腫瘤，這樣既保證了患者的生存時間，又保證了患者的生存品質。根治性放射治療是放射治療的主要任務，但也不可忽視其姑息治療的作用，如鎮痛或開通腫瘤壓迫或阻塞的管道使之通暢等。

根治性放射治療是指在足夠劑量的放射治療後腫瘤可治癒，患者可獲得長期生存，在治療過程中或治療後發生一些放射毒副作用是不可避免的，但應控制在可接受的限度內。姑息治療的目的在於緩解症狀，延長壽命及一定程度上控制腫瘤，放射治療的劑量低，一般不會產生嚴重的毒副作用，應以不增加患者的痛苦為原則。但有時在姑息治療中腫瘤退縮較好，患者一般狀況改善，可將姑息治療改為根治性放射治療。

實際上放療是一個局部手段，跟手術一樣，是對病灶的有效摧毀，是精準的物理靶向治療。現代放療的技術，如果我們選擇得當，是可以把肺癌根治的。放射治療既可針對肺的原發灶，也可針對腦或

者骨的轉移灶，它就像多導彈打擊，可以一個病灶、一個病灶對著把它消滅，患者也容易接受這個治療過程。

放療技術發展到今天，完全與當年不可同日而語，它的整個技術的進展，使治療效果明顯改善，對患者治療的不良反應大大減輕。以前醫生為了減少放療的不良反應，往往採用多次小劑量放射的方式，而現在醫生敢於「加大火力」打擊腫瘤，即加大劑量，減少次數，縮短患者的放療時間。效果比過去好得多，不良反應也小，所以今天放療在肺癌的治療上所處的地位佔有絕對優勢。

放射治療成為肺癌治療重要的手段之一，60%以上的肺癌患者需要接受放射治療。在確診肺癌以後，45%～50%的患者根據治療計畫一開始就要做放射治療，可能還有15%～20%的患者在以後的治療過程中或者因為疾病進展、或者因為其他地方復發，而需要做放射治療。

哪些肺癌患者需要做放射治療？

1.小細胞肺癌

小細胞肺癌約占肺癌的15%～20%，其惡性程度高，早期極易出現縱膈淋巴結轉移和血行轉移，僅30%～40%小細胞肺癌確診時為局限期小細胞肺癌。同步放化療可減少腫瘤細胞增殖，最大限度殺滅耐藥癌細胞。化療合併胸部放療的病例，其局部復發率大大低於單純化療的病例。

腦是小細胞肺癌常見的轉移部位，生存2年患者腦轉移的發生率高達50%。文獻報導，治療後生存5年以上的患者腦轉移率高達80%。臨床上已證實，腦預防照射能降低小細胞肺癌腦轉移率。

腦預防照射已經成為局限期小細胞肺癌放化療後標準的治療模式。因此，對局限期的小細胞肺癌放化療結束後，原發病灶控制穩定

的患者，需儘早行腦預防照射。

小細胞肺癌一般不首選手術，主張先行化療或化療+放療。若小細胞肺癌尚未發現明顯轉移，則一般化療3～4個療程後再手術，手術後再行化療2～3個療程，或再加局部放療。若小細胞肺癌已有廣泛轉移，則以化療為主，局部殘留癌灶再行補充放療，基本不考慮手術。

2.非小細胞肺癌

早期（Ⅰ～Ⅱ期）能手術的患者還是首先考慮手術治療。手術3年生存率Ⅰ期80%～90%，Ⅱ期60%～80%，但是很多高齡患者儘管是早期肺癌，由於患有高血壓、心臟病或慢性肺病、肺功能不全等內科疾病而不能耐受手術，那麼放射治療就是他們首選的治療模式。

應用三維適形放射治療技術或三維調強放射治療技術可減少3度及以上肺的毒性（據統計，12個月的肺毒性從32%降到8%），圖像引導放射治療是繼三維適形放療技術和調強放療技術之後的又一新技術，它是一項四維的放射治療技術，在三維適形放療技術的基礎上加入了時間因數的概念，充分考慮了解剖組織在治療過程中的運動和分次治療間的位移誤差，如呼吸和蠕動運動、日常擺位誤差、腫瘤縮小等引起放療劑量分佈的變化和對治療計畫的影響，在患者進行治療前、治療中利用各種先進的影像設備對腫瘤及正常器官進行即時監控，並能根據器官位置的變化調整治療條件使照射野緊緊「追隨」靶區，使之能做到真正意義上的立體定向體部放療（SBRT）。

採用圖像引導放射技術治療Ⅰ期非小細胞肺癌3～5年的總生存為50%～86%，與標準的手術治療療效相等，也就是說可達到根治的效果，而放射治療本身不開刀、不出血，風險更低。

在早期的患者如果做立體定向放射治療的話最短的一個多星期，或者兩個星期多一點就完成放療計畫。

　　部分局部晚期（Ⅲa期）患者是潛在可手術的患者，但需要行術前誘導放化療以達到降期和提高切除率，從而提高生存率。

　　對不能手術切除的局部晚期肺癌，放射治療是重要的治療手段之一，但單純放療生存率低，配合化療或放療待腫瘤縮小後再行手術是最佳的治療方法。

　　術前放療會使腫瘤分期下降，本來是中晚期的變成中早期或者更早一些，還有一種直接手術的話手術可能難度比較大，通過放療腫瘤縮小以後手術難度也會減輕，提高手術切除率。術前放療可減少活躍癌細胞的局部浸潤和血行轉移，控制支氣管切緣的亞臨床癌細胞擴散，或者本來有病變的做完術前放療手術以後病灶都沒有了，會提高療效。術後的放療，作為一個補救的措施，有些局部失敗的復發案例，高危險的患者（指有局部淋巴結轉移的患者）可能通過做完術後放療降低局部的復發比例，通過降低局部復發的比例對遠處轉移的降低起到一定的作用，使得整體生存率提高。

　　對於局部晚期肺癌患者（是指病變在胸腔內或在肺和縱膈淋巴結轉移），治療規範是進行同步放化療，同步放化療是治療不能手術切除肺癌患者的主要手段。放化療聯合優於單純放療，但這些患者中有30％因為身體的情況耐受不了同步放化療，就要兩個分開或者先做化療再做放療，或者先做放療再做化療。局部晚期的患者做常規的劑量分割放療，一天一次，每週五次，估計2個月可完成整個肺癌放射治療計畫。同步放化療可使20％～30％患者生存3年以上。

　　對有遠處轉移的Ⅳ期患者，化療、放療和靶向藥物治療合理結合的話可提高對疾病的控制，減輕痛苦，對提高生活品質發揮重要作用。隨著診斷技術和治療技術提高，實際上即使出現遠處轉移的患者，有一部分患者如果治療得當的話還可以長時間生存。非小細胞肺

癌腦轉移發生率40％～70％，腦部的姑息性放療是有效的。腦預防照射一般也是2周，如果姑息治療的時間為2～3周，那麼不同的情況所需時間會有不同。

　　術後放療原則：對Ⅰ～Ⅲa期非小細胞肺癌患者腫瘤切緣陰性，肺門及支氣管旁淋巴結沒有轉移的患者術後不需要輔助放療；腫瘤切緣陽性的患者需要輔助化療及放療；腫瘤切緣陰性，但有隆突下和縱膈淋巴結轉移的患者術後需要行序貫或同步化放療；N2的患者、腫瘤切緣陽性術後需要行同步放化療。

　　放療是骨轉移主要的姑息治療手段，目的在於緩解疼痛，阻止發生病理性骨折，或因骨破壞造成進一步的併發症，保持患者的活動狀態。有30％～65％的骨轉移患者需要進行姑息性放療，文獻報導肺癌骨轉移放射治療後疼痛症狀總緩解率80％，其中51％可達到完全緩解。儘管疼痛的指標有一定的主觀性，但放射治療的確明顯緩解骨轉移性疼痛。放射治療產生效果即疼痛減輕的時間最早可以在第一次放射治療後48小時，大部分是常規分割放射治療10～20次後，個別患者放射治療結束後方感到疼痛逐漸緩解。疼痛緩解的快慢與骨轉移灶周圍是否伴有軟組織腫塊有關，存有軟組織腫塊者，疼痛緩解較慢。

　　肺癌骨轉移除了外放射治療，還可用放射性核素內照射來治療骨轉移瘤。用來治療骨轉移瘤的放射性藥物都具有趨骨的作用，例如，鍶-89（89Sr）是一種具有高度親骨性的放射性核素，與鈣同族，進入體內後和鈣一樣參加骨礦物質的代謝過程。靜脈注射後，89Sr在骨轉移病灶中的數量是正常骨的2～25倍，並滯留在癌灶中，其在骨腫瘤病灶內的滯留時間約為100天，發射β射線來殺傷癌細胞，縮小病灶，有良好的鎮痛作用。

　　其作用原理是骨轉移灶部位由於腫瘤細胞的侵犯而使骨組織受

到破壞，成骨細胞的修復作用極其活躍。因此，在骨組織代謝活躍部位就會濃聚放射性藥物，而正常骨濃集少。這樣，放射性藥物就會濃聚在腫瘤病灶周圍，利用放射性核素發射的 β 射線對腫瘤進行照射，達到止痛和破壞腫瘤組織的作用。而射線在組織中的作用距離僅為 2.4mm，不會對周圍正常的組織或器官有損傷。

肺部原發灶復發局部二程姑息性放療：應用立體定向體部放療（SBRT）或射波刀，可治療肺內轉移、腦、軟組織、腎上腺等寡轉移病灶（寡轉移狀態是指腫瘤生物侵襲性較溫和的一段時期，存在於局限性原發灶與廣泛性轉移之間的過渡階段，轉移瘤數目有限且具有特異性的轉移器官）的單次大劑量放射治療，也可對多發（與肺原發腫瘤同時或者不同時出現）腫瘤及IV期寡轉移的病灶進行立體定向放射治療。

行放射治療使70%～80%患者的腫瘤縮小，但也總有一成多的患者沒效果。沒有效是隨機的，治療前不知道哪個有效哪個沒效，患者和醫生目標是一致的，大家都希望落在有效這邊，但任何醫療手段都不能百分之百完美，都有一部分患者可能因為各種各樣的原因導致無效。

放療的不良反應

肺癌放療胸部皮膚反應比較少。照射到10次左右時，患者會出現放射性食管炎，表現在吃飯吞嚥時出現疼痛和胸骨後疼痛。可通過一些藥物治療，再經過一段時間的放療，疼痛會逐漸減輕，一般在治療結束後兩個星期左右慢慢就消失了。

肺損傷主要是放射性肺炎，放射性肺炎的發生與患者的年齡、肺部疾患（老慢支、肺炎、肺氣腫、肺部矽肺、肺結核病史）、慢性病（高血壓、糖尿病）等成正相關。放射後6周左右出現咳嗽、氣促、發

熱、胸悶，伴有肺部感染，醫生也會用一些藥物來控制。治療結束後肺部的反應也會慢慢好轉，真正威脅到生命的放射性肺炎一般在5％以下，醫生會根據腫瘤體積計算劑量，評估治療肺的照射強度，然後評價它發生肺炎的風險，決定這個方案能不能實施。

放射性肺炎的風險實際是可控制的，就像我們不會因為麻醉有醒不過來的風險而不麻醉，也不會因為外科有大出血的風險而不開刀一樣，患者不能因噎廢食，害怕放射性肺炎就不去治療了。

另外就是放射性肺纖維化，這個應該說是一個晚期的不良反應，一般是在放射治療後1～2個月出現，它是肺的正常組織對射線的一種反應，應該說多數的患者這種纖維化都不會造成呼吸功能損傷，經過一段時間會逐漸減輕，或者不會有重大影響。

骨髓抑制一般可表現為食欲不振、疲乏無力、頭痛頭暈、免疫功能低下等，血象反應可表現為周圍血中白血球數降低，血小板減少等。放療還可能導致心臟損傷，要注意查心電圖，放療還可導致放射性脊髓炎，一般放療後期出現。放療總體來講作為一個治療的手段還是安全的。

為了使放療所致的腫瘤細胞壞死釋放的毒素儘快排出體外，應多飲水。每日飲水量為3000毫升左右，以增加尿量，減少全身反應。

另外放療患者的飲食調理也十分重要，為使放療更順利進行，首先，患者飲食搭配要遵循「三高一低」的原則。「三高」即指高維生素、高蛋白、高熱量，如瘦肉、海產品、新鮮水果、蔬菜等，「一低」指的是低脂肪。其次，患者進食要以清淡易消化的食物為主，忌油膩及辛辣，儘量做得味美醇正，使患者易於接受。第三，根據放療中出現的反應進行食物調整，如白血球下降後應注意吃一些動物肝臟、菠菜、豆製品等，如果患者因放療出現食欲不振、消化不良，可

予少量多餐，在放療期間不主張忌口，在總攝入量不減少的前提下，分多次進食。

三、肺癌的化學治療

肺癌化療可降低腫瘤復發和轉移率

在能夠手術的肺癌患者中，手術無疑是最好的選擇，而對於那些不適宜手術的肺癌患者，除了放療還有化療可以選擇。

在處理原發灶的同時，也要考慮遠處轉移灶。此時對於原發灶的處理也簡單，對患者身體狀況的影響越小越好，這時候手術和放療的優勢已經不是特別明顯，而化療則為首選，因為化療是通過靜脈、動脈或者口服藥物治療，藥物進入全身去殺滅癌細胞。化療技術近年來有了長足發展，早年這個技術比較落後，藥物的開發比較少，毒副作用比較大，雖然如今已有較大改善，但總體而言，化學治療毒性反應大，患者多有掉髮，吃不下東西等反應。

化療貢獻度與肺癌類型有關。化療藥物是細胞毒類藥物，總體而言對於增殖較快的細胞更為敏感，其治療效果因細胞的不同增殖週期有較明顯差異。如小細胞肺癌，由於細胞分裂週期快，化療效果普遍較明顯，因此小細胞肺癌常以化療為主加放療。而高分化的鱗癌、腺癌就「惰性十足」，分裂週期較慢，化療效果較差。

化療貢獻度還與腫瘤分期有關，比如早期肺癌主要以手術根治為主，化療的貢獻度相對較小。到Ⅲ期，手術後大約有60%以上的患者最終腫瘤復發或轉移，因此需要配合化療等手段來降低腫瘤復發和轉移率；到Ⅳ期，癌細胞已廣泛轉移，無法手術，化療則成為延長患者生

存期、提高生活品質的主要手段。

　　腫瘤內科是一門獨立學科，腫瘤的化學治療涵蓋腫瘤學、藥理學、內科等多專業領域知識，化療方案的選擇需要綜合考慮適應症、藥物的作用機制、不良反應、患者的臟器功能、伴隨疾病情況等多方面因素，具有綜合性、複雜性，因此到腫瘤專科醫院化療科去接受治療是明智的選擇。

　　對初治小細胞肺癌要進行分期診斷、為治療和判斷預後提供依據。所需收集的資訊包括：完整病史和體檢，病理切片會診，胸部X光片，胸部和上腹部（包括肝和腎上腺）CT，腦MR或CT，骨掃描，血電解質，肌酐，尿素氮，肝功能（包括乳酸脫氫酶）等。除作為臨床研究外，正電子斷層掃描（PET）目前尚不作為小細胞肺癌臨床分期所必需的常規檢查專案。

　　局限期和廣泛期的分類對臨床更有指導意義。所謂局限期小細胞肺癌是指腫瘤病變局限在一側胸腔能被同一個放射野所包括的病變，反之被稱為廣泛期小細胞肺癌。局限期大約占患者總數的30%～40%，其中60%～90%的患者對一線治療方案如EP、CAV方案敏感，總有效率是75%～90%，大約40%～70%的患者能達到完全緩解，中位生存期約17個月，5年無病生存率為12%～25%，兩個方案緩解率相當，但循證醫學證據顯示在局限期小細胞肺癌含有DDP和/或VP-16的方案的生存優勢明顯。

　　儘管化療對局限期小細胞肺癌取得了較高的緩解率，但常常伴隨相當高的胸內復發。近年研究發現EP方案與既往以環磷醯胺和阿黴素的方案聯合放療比較，帶來了更好的生存改善和較低的食管炎。2004年一項系統回顧分析了7項隨機臨床研究共1524例患者，評價了放療參與綜合治療的時間，早參與組（化療開始後9周內）與晚參與組（9周

之後）比較2年生存率提高5%，亞組分析顯示每日2次的放療聯合以鉑類為基礎的化療更具優勢。因10%～15%的小細胞肺癌混合了非小細胞肺癌成分，常規化放療後未完全緩解或復發的局限期小細胞肺癌，可考慮手術切除。從現有的循證醫學證據可得出放療和EP方案聯合是目前局限期小細胞肺癌患者的最佳治療方案，另外對於完全緩解的患者給予預防性腦照射也是目前局限期小細胞肺癌的標準治療。

廣泛期小細胞肺癌患者初診時大約占60%～70%，聯合化療仍是主要治療手段，完全緩解率達20%以上，中位生存期延長至8～10個月，5年無病生存率為2%，而治療相關死亡率低於5%。廣泛期小細胞肺癌常規胸部放療並不改善生存，放療僅應用於預防和治療腦轉移、脊髓壓迫、復發後的姑息性治療及對化療反應不良，上腔靜脈綜合症等，但若遠處轉移灶完全緩解的廣泛期小細胞肺癌，胸部病灶的同期化放療可能有生存受益。

以鉑類為基礎的雙藥化療獲得的平均中位生存期僅10個月左右，且這種治療方案不能讓所有患者獲益。因此尋找那些能從化療中獲益的患者，或者說如何根據患者腫瘤特點給予針對性化療，是肺癌治療的一個重要問題。

肺癌個體化治療時代已經來臨，未來肺癌的綜合治療方案必須建立在基礎研究向臨床應用的「轉化醫學」基礎上──檢測肺癌臨床分期、療效、預後的相關標誌基因和標誌蛋白，進而指導臨床綜合治療方案的制訂。

姑息治療改善生活品質非常重要

姑息治療的主要任務是緩解癌症本身和治療所致的症狀及併發症，減輕患者的軀體痛苦和心理負擔。在晚期肺癌患者的醫療決策

中，抗癌治療與姑息治療相結合，堅持個體化綜合治療，就能讓肺癌患者活得更長、活得更好。姑息治療作為最佳的支持治療，是腫瘤治療的一部分，應貫穿癌症治療的始終。改善肺癌患者生活品質，應從緩解患者症狀著手。

肺癌的一些症狀可以是腫瘤本身造成的，如晚期肺癌患者60％～80％都會出現疼痛，至少1/3是重度疼痛。如果規範使用止痛藥物，可以很好地控制疼痛，提高患者的生活品質，也使抗癌治療更加順利。WHO推行的「三階梯」止痛治療，仍然是腫瘤界公認癌痛治療的基本原則，但目前醫生和患者都還普遍存在對阿片類藥物成癮的恐懼，致使其治療癌痛的態度相對保守，更不要說難治性癌痛的合理診治了。

還有些是治療過程中帶來的症狀。例如嘔吐是化療所致的常見症狀，如果在化療開始時就整合姑息治療，完全可以預防嘔吐的發生；如果等嘔吐發生了再治療，不僅療效差，給肺癌患者帶來不必要的痛苦，也影響抗癌治療的順利進行。所以化療不像患者想像的那麼簡單，腫瘤化療科醫生有專門技術，如化療方案的選擇、不同個體用藥劑量的確定、出現白血球下降如何處理、什麼情況下不要再應用化療來抗癌治療等都是需要準確把握的，只有腫瘤內科醫生才具有比較精通的技術。

事實上，過度治療不僅傷害了患者，也重創了醫生職業的尊嚴，直接使患者對當下種種醫療行為產生「不信任和恐懼感」。癌症患者在面臨尊嚴恐懼、社交恐懼、帳單恐懼之外，還存在另一種在死亡線上掙扎的「就醫恐懼」，他們知道自己將不久於人世，卻仍然不得不花費精力、財力忍受著可能給自己造成的身體傷害和精神損失。

也有很多患者認為，必須採用抗癌治療才是治療。一些醫生對於化療的適應症把握不當，造成對患者的治療過度，「生命不息，化療不

止」其實是完全錯誤的觀念。如對於一般情況比較差的肺癌晚期患者，應採取對症支持治療為主，給患者較好的生活品質。以下情況都不應接受化療：預計患者生存期低於3個月；預計化療不能延長其生存期，反而增加用藥毒副反應；患者身體狀況差，卡氏評分低，難以耐受化療。對於晚期肺癌患者應以姑息治療為主，使患者可以帶瘤生存。

四、肺癌的靶向藥物治療

隨著分子生物學技術的進展及對惡性腫瘤發生和發展分子機制的深入研究，靶向治療成為繼外科手術、放射治療和藥物化療三大治療手段之外的又一重要治療方法和研究熱點，為肺癌晚期患者帶來了更多的生存機會。

因其具有高度選擇性地殺死腫瘤細胞而不殺傷或僅極少損傷正常細胞的特點，安全性和耐受性較好、毒副作用相對較小，許多患者都視靶向治療為治療肺癌的一線生機。關於靶向藥物治療肺癌的種種「奇效」在患者中越傳越神，在患者要求下，部分醫生由於經濟效益驅動，在臨床出現大量盲目使用靶向藥物現象。

實際上並不是所有肺癌患者都適合靶向藥物治療。所謂靶向治療，就是患者腫瘤要有基因異常的靶，靶向藥物才會有射擊的目標，治療才會有效果。因為靶向治療是設計了攻擊特異性靶分子，如肺癌有人體表皮生長因數受體（EGFR）基因突變，就可採用靶向藥物表皮生長因數受體酪氨酸激酶抑制劑，通過阻斷致癌信號的傳輸達到控制癌症的效果。

所以在治療前必須找到合適靶點才能發揮其療效，而能否在個體患者腫瘤找到合適的「靶」，及能否在採用後控制腫瘤的生長，都因

人而異、因靶而異。所以靶向藥物並非適用每一位肺癌患者，個體使用靶向藥物療效差別也很大，患者應理性對待，治療前需諮詢醫生，而基因檢測正是指導臨床使用靶向藥物治療的重要依據，也是肺癌標準治療必不可少的關鍵一步。因為鑑別適應症人群至關重要，與傳統化療相比，新靶向藥物會使適應症患者獲益更多，而不良反應更小。

在不治療的情況下，晚期肺癌患者的中位生存期僅4～5個月，標準化療可將生存期延長至9個月，而EGFR抑制劑能將生存期延長至2年或更長。

此外，靶向治療藥物通常是口服藥，治療方法簡便易行，患者依從性和耐受性良好，可在門診和家庭給藥，患者很容易接受。靶向藥物往往是針對異常的突變位點發生作用，靶點專一，毒副反應輕，其毒性低於化療藥物，對正常組織細胞影響小，因而胃腸道反應和血液學毒性較輕，患者容易耐受，分子靶向藥物與化療聯合使用能提高療效。如抗血管生成藥物與化療聯用能明顯提高有效率，而毒副作用無明顯增加。靶向藥物通常能迅速改善患者症狀，因此接受該類藥物治療的患者生活品質更佳。

目前臨床上常見的肺癌患者約80%為包括鱗癌、腺癌等在內的非小細胞肺癌，這些患者確診時有85%左右是中晚期，約75%的晚期非小細胞肺癌患者失去了手術根治性治療機會、常規放化療的臨床效果也不甚理想。

哪些肺癌患者適合靶向治療呢？肺腺癌是肺癌中最常見的類型之一。亞洲人約50%～60%的肺腺癌患者為EGFR突變，5%為ALK陽性患者適合靶向治療。而「單純性」肺鱗癌，「單純性」小細胞肺癌，或者是沒有免疫組化證明有腺癌分化特徵的大細胞肺癌就不屬於靶向治療的候選者。

雖然分子靶向藥物在非小細胞肺癌的治療中應用越來越廣泛，但其逐漸產生的耐藥也日漸成為困擾臨床的主要問題。目前的研究表明多種分子機制參與了耐藥的產生，而確切的耐藥機制尚需進一步探討與研究，針對其耐藥機制制訂有效的預防性治療方案、發現有效的預測耐藥標誌物，對合理用藥具有重大的指導意義，從而為腫瘤患者帶來福音。

五、中醫中藥在肺癌綜合治療中保駕護航

中醫的精華是辨證論治，就是通過四診（望、問、聞、切）所瞭解的患者症狀和體徵（包括脈象、舌質、舌苔等），根據患者的病因、病程和患者體質等情況，運用八綱（陰陽、表裡、虛實、寒熱）辨證的方法進行分析歸納，抓住問題，確定治療原則及選方用藥。

中醫認為肺癌屬臟腑失調，正氣虛弱，氣滯血瘀，邪凝毒聚而成。針對肺癌正虛邪實的病機特點，中醫認為肺癌是全身性疾病，它的發生發展和生長過程是全身疾病的局部表現，所以在治療上整體觀念強，著重於調動人體的內因。扶正祛邪是中醫治療肺癌的最大優勢之一，扶正固本法有：益氣健脾法、溫腎壯陽法、滋陰補血法、養陰生津法。扶正固本，補氣養血，改善骨髓造血功能，提高淋巴細胞、球蛋白等數量，促進核糖核酸和蛋白質的合成及提高內分泌調節功能，增加機體免疫功能，可以非常好地改善患者的生活品質。祛邪是指用中醫藥所產生的抗癌作用達到消滅惡性腫瘤、恢復健康的目的，抑制惡性腫瘤細胞，控制症狀。扶正固本就是通過改善患者的全身狀況，調動和提高人體內在的抗癌能力。

中醫治療肺癌配合其他療法，可防止手術後併發症和復發等，加

快手術後恢復，降低放、化療的毒副作用。用抗癌中藥輔助手術、放化療，具有補益肺腎、清熱解毒、消瘀散結的功能，在肺癌的綜合治療中起到保駕護航的作用。而對一些不能接受手術、放療或化療的晚期患者，通過中藥調理來達到減輕症狀，控制或減緩癌症的發展，獲得帶癌延年的治療效果。

中醫治療另一個特點是中藥常具有一藥多效的特性，且毒性小、不良反應少。如鱉甲既有滋陰作用，又有軟堅散結作用；薏苡仁既有健脾作用，又有利濕排膿作用。因此，選用這些藥物治療癌症，常是具有攻補兼施的雙重作用。如果從現代藥理研究來看，既具有殺滅癌細胞作用，又有增強機體免疫效能的作用。

抗癌中藥還具有活血化瘀，散結止痛，清熱解毒，扶正祛邪等功效，對一些不能接受手術、放療或化療的晚期患者有緩解症狀、縮小瘤體，抑制腫瘤生長，減輕痛苦，提高免疫力，延長生命的作用。

中醫藥在治療惡性腫瘤的過程中，特別強調保護人體自身的各項功能，同時調動機體內在的抗病能力，達到有效控制惡性腫瘤細胞增殖的能力。當人體的免疫功能和惡性腫瘤細胞的增殖達到平衡時，可表現為「帶瘤生存」的狀態。

可能多數人不能理解「帶瘤生存」的理念，通常認為，惡性腫瘤細胞就應該被完全清除到體外，人體怎麼能「帶瘤」生存呢？其實，由於腫瘤細胞的生物學特點和目前的科技發展的限制，一些治療方法很難達到完全清除癌細胞的目的，此外，過度的清除只能以犧牲人體的正常功能為代價，造成臨床上「瘤去人亡」的嚴重後果。

中醫認為如果治療腫瘤著眼點只有癌細胞，不考慮患者整體的狀況，這樣的思維方式就像員警抓小偷，一旦發現它，就要消滅它，這是治標，而非治本。假如能夠消滅導致「犯罪」的「社會環境」，把

小偷教育改造好，就可大量避免「犯罪」。中醫藥尤其注重人體自身抗癌能力的提高，即通過全面、動態調整人體功能而提高機體的抗癌能力（免疫為主）以達到抗癌的目的。中醫藥治療主張保證生存品質基礎上生存期的延長，主張「帶瘤生存」的治療特點，更注重患者的生存品質，而非腫瘤的短期消退。

中醫的針灸治癌也是其獨特治療方法。針灸治癌的原理也是立足於整體，通過針灸激發體內「抗癌能力」，以達到消滅癌症的目的。

中醫藥在治療腫瘤上有獨特之處，和現代醫學合理配合，不僅可增加療效，還能夠減輕其他治療的毒副作用。中醫藥扶正祛邪效緩而持久，不良反應小是優點，但有時不能解燃眉之急，中醫藥治療也有其局限性，特別對局部治療就不如手術、放療效果好，對化療較為敏感的小細胞肺癌還是以放、化療效果比較穩定可靠。因此治療過程中應根據患者腫瘤類型，患者個體情況，由外科、放療、化療、中醫等多學科專家共同制訂一個合理有序的綜合治療方案，這樣才能夠取得較理想的療效。

六、肺癌的免疫治療

2011年諾貝爾生理學或醫學獎授予從事腫瘤免疫治療相關的三位科學家，他們分別是來自美國斯克里普斯研究所基因學和免疫學教授布魯斯‧博伊特勒、來自法國斯特拉斯堡一家實驗室的分子生物學教授朱爾斯‧霍夫曼及美國紐約洛克菲勒大學加拿大籍免疫學教授的拉爾夫‧斯坦曼。

他們對開發新型疫苗以及增強疫苗作用至關重要，不僅針對傳染病，還針對癌症。傳統意義上疫苗的作用在於預防，而以三人所獲研

究成果為基礎，新型疫苗著眼於以新穎手段治療癌症，或稱「治療性疫苗」，旨在調動人體免疫系統促使T細胞和其他免疫細胞來對腫瘤發起「攻擊」。其實質是通過調節患者自身免疫系統的功能狀態來提高抗癌能力以消除腫瘤，預示了免疫治療在惡性腫瘤治療領域的廣闊前景。由此說明，對癌症的治療光消滅癌瘤並不夠，還要注意消滅後殘癌的改造（使之「改邪歸正」）和機體的改造（增強抗癌能力）。

　　長期以來免疫治療對肺癌的作用存在爭議，學者們認為肺癌是一種免疫原性較弱的惡性腫瘤。有研究者對188例肺癌標本進行的DNA測序發現，26個常見的突變基因均與免疫無關，認為免疫治療用於肺癌治療缺乏生物學基礎，難以取得理想的效果。但這種觀點隨著免疫學的基礎和臨床研究進展而受到了挑戰，並且由於免疫治療具有高度特異性和維持患者長期生存的潛在優勢，使不少學者潛心於該領域的研究。

　　肺癌的免疫治療分兩類：

　　1.非特異性免疫治療：主要是採用非特異性免疫刺激物，如白血球介素2（IL-2）、胸腺肽、干擾素、卡介苗、OK-432與化療同用可提高化療療效，而與放療同用有增敏作用。非特異性免疫治療是應用可調動網狀內皮系統的活性，同時能夠非特異性地增強免疫力的物質來治療疾病。廣義的非特異性免疫治療包括細胞因數、化學刺激劑、生物刺激劑和化療藥物的治療。

　　白血球介素2（interleukin-2，IL-2）：IL-2是一種淋巴因數，進入臨床應用已有幾十年的歷史，尤其是對腎細胞癌、黑色素瘤等有良好的治療作用，能使瘤塊縮小及防止其轉移擴散，甚至使腫瘤完全緩解。IL-2在體內主要由活化的T淋巴細胞產生，肺癌患者淋巴細胞IL-2的產生能力僅為正常人的50%，IL-2的減少打破了NK-IL-2-IFN調節系

統的正性循環，使NK細胞的活性進一步降低，處於免疫功能抑制狀態，直接影響到患者的生存時間。通過外源性補充IL-2有助於改善肺癌患者的免疫功能，並且對腫瘤細胞有不同程度的抑制和殺傷作用，而將IL-2和化療藥物合用可顯著增強肺癌對化療藥物的敏感性。

胸腺肽：胸腺肽是從小牛、羊、豬的胸腺中提取的可溶性多肽，具有促進T淋巴細胞分化、成熟和增強其功能的作用。和轉移因數一樣，目前主要用於惡性腫瘤等細胞免疫功能低下的疾病及免疫功能缺陷引起的病毒感染等。

干擾素（IFN）：IFN是宿主細胞對病毒、內毒素或類比病毒RNA反應產生的一種具有抗病毒作用的蛋白質。它對多種病毒性疾病和惡性腫瘤有肯定的療效。然而在腫瘤的治療上仍然較為局限，僅在腎癌、惡性黑色素瘤等實體腫瘤治療和慢性粒細胞白血病和多毛細胞白血病等血液系統惡性腫瘤中的作用得到肯定。

左旋咪唑（Levamisole，LMS）：左旋咪唑為一種噻唑衍生物，是四咪唑的左旋體。應用於支氣管肺癌患者可防止血行播散，減少胸腔內復發，對於可爭取手術切除的 I 、 II 期患者，輔助應用LMS能收到較好的療效。

2.肺癌的特異性抗腫瘤免疫療法：特異性抗腫瘤免疫療法不僅能激發、增強腫瘤患者特異性抗腫瘤免疫應答，有效清除體內殘留病灶，且在患者體內誘發免疫記憶，從而獲得長期的抗瘤效應，因而能夠防治常規治療（手術、化療和放療）後腫瘤殘留病灶導致的復發。與三大治療方法聯用，增強手術成功率，提高放、化療療效，修復這些治療所帶來的機體損傷，如骨髓抑制、免疫力下降、出血等。

PD-1抗癌抗體：PD-1是程式性細胞死亡-1（Programmed Death-1）的簡稱，一種細胞膜蛋白受體，調節免疫細胞功能的一個關鍵哨所，

而PD-L1是一種能和PD-1蛋白結合的配體。近年來發現PD-L1一旦出現在腫瘤細胞膜上，猶如癌細胞膜上披了一層美麗的面紗，能夠使機體的淋巴免疫細胞眼睛不靈了，看不見癌細胞了，或是不再把癌細胞當作外來細胞了，癌細胞就具有逃避免疫應答的神奇能力，抵抗免疫細胞的攻擊，迅速分裂繁殖，逐漸增大，患者就得了癌症。

科學家想方設法啟動T細胞的抗腫瘤活性，並保持其發現和攻擊癌細胞的能力，PD-1抗體就是專門設計用來解除腫瘤細胞抵禦功能的一種新型抗癌藥，它能阻止PD-L1與PD-1結合，使癌細胞失去了PD-L1這個護身符，露出其真面目，從而遭受淋巴細胞的免疫襲擊，免疫細胞就可根據作戰方案各個擊破癌細胞。因而，就抗腫瘤而言，PD-1抗體的作用是廣譜的，目前臨床試驗中已經包括肺癌、腎癌、胃癌、結腸癌、卵巢癌、乳腺癌、皮膚癌和腦腫瘤等。

對於頑固的非小細胞肺癌患者多年來醫學上束手無策，臨床試驗報告顯示PD-1抗體對24%的患者有臨床控制效果。

利用樹突狀細胞（DC）和細胞因數誘導的殺傷細胞（CIK細胞）聯合治療：特異性抗腫瘤免疫療法通過生物技術在高標準的實驗室內培養出可殺傷腫瘤的自體免疫細胞，回輸體內可直接殺傷癌細胞。DC-CIK細胞分泌的免疫因數經神經-免疫-內分泌的網路系統改善患者的新陳代謝，恢復患者的體質，是一種新興的、具有顯著療效的自身免疫抗癌的治療方法。

細胞療法近年來極受肺癌患者青睞，但細胞治療很貴，做一次抽一次血，費用高達數萬元，但至今治療有效性並無循證醫學證據，僅有小樣本比照試驗，且未有生存期獲益、生活品質提升的明確資料。

在臨床治療中，一些學者發現，對於晚期肺癌患者，靶向治療與細胞免疫治療有協同作用。因此，在靶向治療的基礎上，聯合治療性

疫苗將是很好的治療模式，一旦成功，患者將完全可依靠自身的免疫力來治癒疾病。

　　肺癌免疫治療進展很快，很多治療專案已經臨床開展，部分研究顯示出良好的療效，預示了免疫治療在肺癌綜合治療中的誘人前景。

　　由於肺癌免疫治療的機制尚未完全闡明，其免疫治療的劑量及療程也無統一標準、療效也待進一步證實，因此尚未納入肺癌綜合治療的臨床指南中。免疫治療要成為肺癌的常規治療方法而納入臨床指南中尚需時日。

第五篇

齊心協力取得
抗癌新勝利

患者家屬關心的問題

肺癌腫塊大是否就是晚期了？

關於肺癌，現在人有個誤區，認為肺癌腫塊大就是晚期了，小就沒問題。其實，問題的關鍵在於病情是早期還是晚期，很多時候與腫瘤的大小並沒有直接關係，並不是大的腫瘤就一定是晚期，小的腫瘤就是早期。

肺癌早、晚期是依據TNM分期方法來確定，一般分為四期。T是指原發灶，N是指區域淋巴結，M是有沒有遠處轉移。比如有的患者原發灶很大，已經到最嚴重的情況（T4），但N和M沒有轉移，說明還是一個局部晚期病灶，生存機會就大得多。

病情的早晚需要專業醫生進行科學評判，並不能單純根據腫塊大小、患者的感覺來確定。還有患者原發灶很小，屬於最小的原發灶（T1），自己一點感覺也沒有，但是腦的CT顯示有轉移或者ECT顯示有骨轉移。即使病灶再小也是屬於晚期。

那麼，有腦或者骨轉移的晚期患者是否就沒辦法治療了呢？根據原發肺癌的病理類型可選擇不同的治療方法。如臨床上肺腺癌腦轉移，經過檢測為EGFR突變患者應用靶向藥物治療，使肺癌原發灶和腦轉移灶明顯縮小，症狀改善。也有骨轉移的晚期患者臨床上除了常規的抗腫瘤治療（化療、放療、同位素治療）外，雙膦酸鹽類藥物也是常用的藥物之一。雙膦酸鹽與骨有高度親和力，並能優先被轉運到骨形成或吸收加速的部位，一旦沉積到骨表面，就會被具有破骨作用的破骨細胞攝取。它能抑制破骨細胞對骨小梁的溶解和破壞，因此，能阻止腫瘤引起的溶骨性病變、減少骨吸收、減輕疼痛及由骨轉移所致

的高鈣血症及其他併發症。

❧ 該不該把肺癌確診的結果告訴患者？

　　這是患者家屬常感到疑惑和為難的問題。有的家屬千方百計對患者保密，有的為了保密而不到腫瘤醫院去治療，有的還請求醫生給出假報告，這些動機是好的，但效果並不好。為什麼會出現這種想法？因為他們聽到的都是癌症死亡的消息，因此對癌的恐懼心理是可以理解的。事實上，有許多癌症患者由於種種原因（怕再就業、怕買醫療保險、怕子女找對象等遇到麻煩），不願意讓別人知道自己曾經得過癌症。

　　患了癌症，有些人恐慌地離開了人世，而有些人獲得了新生，是什麼力量驅使著強者們重新揚起生命的風帆？許多抗癌勇士的生動事例讓我們看到了一個人面對癌症時的信念和勇氣，便是創造生命奇蹟的真正動力。

　　以前無論是醫生還是家屬，都要對癌症患者保密，現在人們終於認識到患者有權知道自己的病情，知情同意權是患者自身的法定權利，受法律保護。事實上，知道自己患上癌症，能坦然面對又敢於談論的人，更容易康復。

　　首先，患者不知道病情，這不利於調動患者自身的積極性，去積極主動與病魔做鬥爭，就不能配合治療，自身的潛力不能得到充分發揮，這對疾病的治療無疑是不利的，所以患者的親屬要有勇氣把實情告訴患者，用愛心幫助親人消除恐慌、焦慮、不安的情緒，樹立起堅定的信心和勇氣，積極接受各種治療。

　　由於概念的更新，目前肺癌外科治療策略發生很大的變化，更強調個體化的綜合治療。因此應該把實情告訴患者，使他們有知情選擇

權，許多治療手段都要患者配合，有的甚至需要醫生與患者商量哪種方法最合適，因此必須讓患者知道病情，這是對患者的尊重。讓癌症患者詳細瞭解病情，在精神上有了準備，這無疑對治病和對患者康復都是有利無弊的。反之，隱瞞病情會延誤治療。醫生經常會遇到這樣的問題：家屬不同意告訴患者，結果患者堅決不同意治療，於是錯過了治療的最佳時機。

其次，掩蓋病情終究不能到底，癌症纏身是客觀存在的事實，欲蓋彌彰，反而會弄得患者疑神疑鬼，因為患者會通過所接受的檢查，通過觀察親屬的情緒表現，通過所服的藥物和所做的治療、手術，遲早會知道真相，更何況，身體狀況的好壞患者自身最清楚，在病情加重的情況下，隱瞞往往會不攻自破。到那時患者會對所有的人都失去信任，更感到自己患的是不治之症，精神加速崩潰。與其這樣，還不如將病情真相揭開，讓患者知道自己的病情，並進行必要的精神撫慰，可多向患者說些好消息，如：醫療技術的進步，肺癌不再是不治之症，而是可控制的慢性病。

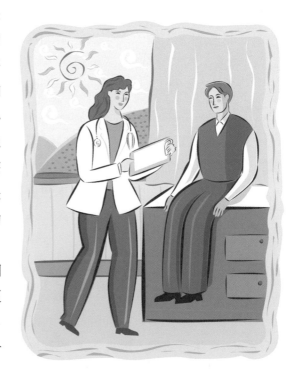

我們應多給予他們希望，這樣才能使他們更好的配合下一步的治療。鼓勵患者和家屬要豁達一

些，大家相互鼓舞，通過積極治療，也許奇蹟可能出現。即使死神來臨，也應讓癌症患者清楚明白，這是對患者人格的尊重，更是醫院人文關愛中應有之義務。

　　當然對那些意志比較軟弱，精神不夠開朗，又屬於肺癌晚期的患者，則要謹慎從事，在告知實情時要注意技巧，慢慢地選擇有利時機把病情告知，避免因無心理準備而遭受太大的打擊。同時也不能疏忽生活、心理、飲食上的護理，尤其是對於晚期肺癌患者應更加有耐心，盡可能滿足他們的止痛要求。但對那些確屬病情垂危無法治療的患者，應避免告訴全部實情，以免產生絕望心理，使患者在平和安逸的心境中走完人生之路。

如何選擇最適合自己的治療方法？

　　現在的肺癌治療已不再是經驗治療，而是進入到個體化治療，即手術、放療、化療、靶向藥物治療、介入治療、中醫中藥、生物治療和心理醫師共同參與的多學科治療時代，肺癌治療的基本理念是對可耐受手術的患者，根治性手術切除是最核心的治療方法。傳統意義上的綜合治療是指以手術為核心的綜合治療。外科手術可幫助腫瘤內科和放射治療科醫生明確肺癌的病理類型、臨床分期以決定綜合治療策略。不能耐受手術的患者可選擇其他方法。放射治療可讓早期患者長期生存，是在不能手術的前提下而言的。臨床上通過大樣本的病例分析已經得出結論：能耐受手術患者應首選手術治療，不推薦首選適形調強放射治療、CT引導下射頻消融等。

　　不能耐受手術的肺內小結節患者，在未明確病理診斷和臨床分期的情況下，不適宜做放療、化療等。臨床醫生在和患者溝通時，通常會給患者以多種治療的選擇，如微創手術、基因檢測技術、分子靶向

治療及個體化治療，都能給肺癌患者帶來益處。

肺癌復發或轉移能否再治療？

癌症治療後經過一段時間，甚至是相當長時間才出現轉移癌，這是臨床上多見的。轉移癌是否有治療價值不是決定於患病時間長短或病變部位多少，而是決定於患者生活品質，如活動、飲食、工作情況等。

經常見到一些患者，只有一個部位發病卻病情危重；而有的癌症已發現轉移灶，但生活品質良好，經過積極的化療和放療，獲得良好的療效，說明有許多轉移癌也是可再次治療的。因此患者和家屬要有信心，積極爭取配合治療就會有希望。

有人估計，人體本身的抵抗力可殺死10萬～100萬個癌細胞，如果加上免疫治療可能達到殺滅100萬～1000萬個癌細胞。可是直徑1公分的癌塊就有10億個癌細胞，這點抵抗力與免疫力是難與癌相匹敵的，粗看起來加上這點免疫治療似乎微不足道。然而在緊要關頭，這一點微小力量的免疫治療，卻能起到一髮千鈞的作用。

假如手術、放療或化療已消滅99.99％的癌細胞，剩下0.01％就要靠機體的免疫力來參與作戰，才能將癌細胞消滅乾淨，達到根治的目的。如果免疫力不強就會功虧一簣，造成癌症復發、轉移。另外，調整患者的心理和精神狀態，注意多吃些防癌飲食，都能增強身體的免疫系統發揮抗癌作用。

反之，如果認為「得了癌症就是判了死刑」，「復發、轉移就是執行通知書」，產生絕望心理，喪失了求生信念，對人的心理和生理產生不良影響，就不能調動身體的防禦部隊投入戰鬥，由於精神緊張增加疲勞，使得食欲不振，消化不良、睡眠不佳，以致體內各種器官功能紊亂，抗病能力降低，使癌症發展更加迅速，那麼，坐以待斃是

必然的結果。

🌿 肺癌治療後為什麼要定期復查？

肺癌經徹底治療後，一般都能獲得較滿意的效果，很多患者可以康復和恢復工作。在對付肺癌初戰告捷時，醫生告訴患者日後要定期復查，很多患者可能會感到迷茫。既然治好了，還需要定期復查嗎？

這是因為肺癌是一種全身性疾病，局部的癌灶通過手術或放、化療後被清除，並不代表著一勞永逸地解決了全部問題，也有可能在清除原發灶時體內其他部位已潛伏著未被發現的微轉移灶，這些殘存的少量癌細胞，當機體抵抗力降低時，或者癌細胞增殖旺盛時，可能「捲土重來」，出現局部復發和遠處轉移。再則肺癌患者本身存在某些易感基因，肺部癌治好了，可能還會發生另一器官的癌。

另外肺癌治療後都有一定的、延遲出現的不良反應，如化療可能導致肝、腎功能不全甚至衰竭、長時間的骨髓抑制（白血球、紅血球和血小板低下），若不及時處理，可能會出現感染、貧血和出血等情況；放療可能導致局部組織和器官功能受限，肺部放療可能會導致肺纖維化，而這些情況通常出現在半年以後。

還有復查時可接受一些後續的輔助性治療。如大部分患者均可視病情恢復的狀況接受中藥或免疫治療；還可接受必要的康復治療和心理治療。因此，為防止肺癌復發，鞏固治療效果，保證康復，定期復查就顯得非常重要。一般來講，治療後第一年，每三個月復查一次；第二年，每半年復查一次；以後每年復查一次，持續終生。

🌿 肺癌治療後5年生存率是什麼意思？

醫學界為了統計癌症患者的存活率，比較各種治療方法的優缺

點，採用大多數患者預後比較明確的情況作為統計指標，這就是醫生常說的5年生存率。這是經過大量的臨床觀察和資料統計，發現腫瘤患者的復發和轉移大部分（占80%）是在根治手術後3年左右，20%是發生在治療後5年左右，大多數癌症患者經過治療後5年沒有復發可以認為已治癒，就有希望實現長期生存，故以5年為期，這就形成了用「5年生存率」的概念去評價某一癌症的治療效果。通俗地講，就是5年前的今天做了100例患者的肺癌根治術，5年後的今天還有60例患者活著。

　　但是某些發展較緩慢的癌症（如乳腺癌、甲狀腺乳頭狀癌等）則應以10或15年為期，為什麼這樣呢？這是因為甲狀腺乳頭狀癌惡性度低，發展非常緩慢，治療效果太好，5年內幾乎很少有死亡者，所以療效很難比較判斷了，手術10年後還有90%左右患者生存，所以採用了10或15或20年生存率來統計。觀察時間越長，正確性越高。

　　而許多患者和家屬聽到5年生存率的說法，往往誤認為患者只能活5年，5年是個大限。而且，如果5年生存率只占30%的話，患者是否能僥倖在這範圍之內依然是問題。帶著這種誤解，患者往往會驚恐不安。所以「5年生存率」不意味著只能活5年，而是意味著已接近治癒。

　　5年生存率和無瘤生存率是不同的概念，我們追求的是治癒率，但是治癒的標準很難判斷，可操作性非常差，比如說，一個60歲的肺癌患者，手術後3年沒有復發證據，第4年死於心臟病，他算不算治癒呢？也許4年以後才復發，也許他體內已經有復發病灶尚未檢測出來。

　　無瘤生存率也是如此，不同等級的醫院檢查設備不同，醫生診斷水準不同，也許下級醫院沒有檢查出復發灶，上級醫院查出來了，也許微轉移灶已經存在，現代科技尚不能檢測出來，也許一個年輕患者腫瘤術後死於車禍，他到底有否治癒呢？所以，治癒率或無瘤生存率的指標是很不可靠的。只有生和死是決不含糊的，所以用生存率來衡

量是最好的指標。

🌿 家人得了肺癌，我是否需要參加肺癌篩查？

具有肺癌家族史者、肺癌高危人群、生活在肺癌高發地區，都需針對性進行健康體檢。在體檢過程中，建議用胸部CT代替胸部X光線及胸透，使早期肺癌發現機率上升。

研究發現大量早期肺癌患者都是在健康檢查時無意篩出的。提高患者健康體檢及早期篩查的比例，不僅可提高肺癌發現率，還可提高早期肺癌的治療效果。 Ia期患者早期發現並接受手術的患者5年生存率可達90%以上，從某種意義來講，成為「可治癒疾病」。所以早期發現對於早期治療效果的提高是至關重要的。

2011年北美肺癌篩查的研究結果，最後的結論是肺癌篩查發現了更多的早期患者並使肺癌患者死亡率下降了20%。該結果對臨床發現更多早期肺癌患者具有指標意義。肺癌的早診、早治目前依然是肺癌防治的關鍵策略。

二、如何做好肺癌患者的家庭護理？

當一個家庭出現一個肺癌患者，其實是全體親人共同在與肺癌鬥爭，也是對全體親人的一次考驗。面對疾病，雖然痛苦在患者身上，但精神負擔與壓力對家人來說不見得比患者承受得少。尤其是現在醫院裡病房短缺，手術患者術後很快就出院，化療患者只有在進行化療期間住院幾天，療程間隔都是在家裡，放療患者有很多都是門診放療，因此，做好肺癌患者的家庭護理在其治療和康復過程中起著決定性作用，肺癌患者家庭護理的好壞，直接影響著肺癌治療的整體療效。

在日常生活中如何給予肺癌患者最恰當的護理是每個肺癌患者家屬最關心的問題。科學合理的肺癌患者家庭護理應注意以下幾點：

1.精神護理，極其重要

多數肺癌患者的精神負擔很重，容易失去生存的信心。有的患者聽說患了肺癌就覺得是判了「死刑」，因而常常思前想後，顧慮多端，極易產生憂鬱，患者有時會表現出傷感自憐情緒，或無緣無故大發脾氣，向家屬發洩內心怨恨，恐懼、急躁等不良情緒，從而削弱機體本身的抵抗力，給肺癌治療帶來不利的影響，可以說三分之一的癌症患者是被嚇死的。

臨床上也常遇到同樣期別、同樣治療下，有患者迅速增大並廣泛轉移，短期內死亡，而有些患者卻發展緩慢，說明肺癌可以危害人體，同時它的發生、發展也受到人體的影響，而患者的預後在相當程度上取決於患者戰勝癌症的信心和對治療的反應。

面對肺癌患者，積極治療是一方面，而患者的心理護理也佔有極重要地位。求生是患者最強烈的需要，他們渴望繼續感受生命的價值，需要人們的理解和支援。因此，家屬應諒解、寬容患者，不要計較患者發脾氣時的話語，應隨時觀察並與患者溝通，重視其心理活動，時時關心體貼安慰患者，耐心傾聽患者的訴說，並給予相應的心理疏導，以減輕其心理痛苦，使其感到親情的溫暖；避免情緒波動，消除顧慮，保持心情舒暢，激發起戰勝癌症的信心。

家屬首先要幫助患者從精神上戰勝癌症，消除緊張、悲觀失望等消極情緒，但一般的勸慰很難消除患者心中的疑慮，最好是以治療成功的病例進行現身勸說和鼓勵，讓患者看到曾經和自己一樣的患者獲得非常好的治療效果，無疑會受到巨大的鼓勵。

當患者充分認識到人體本身的抗癌能力，同時積極設法增強抗癌

能力，就能夠有樂觀開朗的心態，堅信肺癌完全是有可能治癒的。患者有了信心就會有堅強的鬥爭意志抗擊肺癌，能夠正確對待自己的病情和治療期間的不良反應，在具體治療上就能夠積極配合醫生。同時要鼓勵患者融入社會生活，積極參加一些力所能及的社交活動，使其感到自己存在的價值，這樣就一定會使患者在肺癌康復的路上越走越順利。

2.觀察病情，面面俱到

肺癌開胸術後，在患者意識清醒及生命體徵穩定的情況下採取半臥體位，利於通氣並保持胸腔閉式引流通暢；因為肺癌切除後，支氣管殘端在癒合過程中可能會引起咳嗽，患者要注意有痰一定要及時咳出來。

咳嗽是預防術後肺部併發症的一種有效措施，但由於術後患者懼怕疼痛，不敢咳嗽，致使氣管內分泌物積聚，如果患者手術前有長期吸煙習慣，或手術時、手術後受涼、感冒等，均會使支氣管內分泌物增多，易引起肺不張及肺部感染，所以術後應多鼓勵和幫助患者咳嗽排痰。

患者咳嗽、排痰時最好採半臥位或半坐臥位，也可採患者喜好的臥位；囑患者用手按住傷口，使肺部擴展受到一定限制以減輕疼痛；臥床期間囑患者用膈肌進行深而慢的呼吸，深吸氣時屏住呼吸，然後用力從胸部咳出，進行短而有力的咳嗽；陪伴者協助其定期更換體位，鼓勵、指導患者在餐後1小時及餐前2～3小時進行有效咳嗽，如痰液較多黏稠不易咳出，可先做氣道霧化吸入，將痰液稀釋後，陪伴者用手扶住患者，一手五指併攏，叩擊患者背部，自下向上或自上向下，反復進行，通過有節律地、適度叩擊患者背部，間接地使附著在肺泡周圍及支氣管壁的痰液鬆動脫落，使患者有效地咳出痰液，從而

運動肺功能，促進肺的複張。

如果痰液較為黏稠，可服用一些祛痰藥物，如果咳嗽較為嚴重致影響休息，可服用一些鎮咳藥物；如果患者感覺手術傷口有針刺樣疼痛和麻木感，與手術時切斷了胸壁的神經有關，數月後這種不適感才會慢慢消退。

臥床期間，告訴患者應主動進行下肢的伸屈練習，以促進下肢血液循環，預防下肢深靜脈血栓形成。

為預防術後併發症，患者所住的房間應寬敞舒適，整潔安靜，溫度和濕度要適宜，並且要保持房間內空氣新鮮，陽光充足。每天開窗通風至少兩次，每次至少30分鐘，但要避免患者直接吹風，依據溫度的變動狀況，隨時增減衣被以防止受涼。保證床單整潔，探視陪護人員不坐病床，被服被滲血滲液污染要及時更換，預防交叉感染，減少陪護及探視人員。要重視呼吸道的保養，注意氣候冷暖變化，注意預防感冒，若患者咳痰增多，呈膿性，伴發熱，說明已繼發上呼吸道感染，應及時送醫院治療，以免發生肺炎。

肺癌化療後常見的毒性反應是由藥物抑制骨髓引起使患者的白血球和血小板減少，以及引起噁心、嘔吐、食欲減退等。化療每3周重複1次，視情況可能需要2～6次，甚至更多。要每週復查血常規和肝、腎功能。一般在白血球低於3500/立方毫米時就應停藥；對胃腸道反應較重的患者可安排在睡前吃藥，並在服抗癌藥後吃些鎮靜劑，以促使入睡減輕胃腸道反應。

中醫辨證論治防止化療的毒性反應有良好效果；針刺足三里、合谷、曲池等穴位可減輕噁心、嘔吐等症狀；溫針灸足三里、大椎，或加百會穴，對促進造血系統功能的恢復也有顯著作用。在化療期間可選用保護骨髓和刺激骨髓生長的藥，如維生素B_6、維生素B_4、利血

生、輔酶A、雞血藤片、潑尼松、鯊肝醇、山茱萸、丹參、黃芪等藥。

　　患者應多吃水果和高營養的食物。若有嚴重的白血球和血小板減少，常易引起感染。化療期間或化療後患者出現突然畏寒、高熱、頭痛及全身困倦時，可能出現白血球減少繼發感染情況，應檢查血象排除之；對於咽部、齒齦和頰部等黏膜上出現潰瘍或不明原因嚴重腹瀉，且伴有舌紅絳、兩顴潮紅等明顯陰虛症候者，應引起高度重視，發生白血球或中性粒細胞降低時應及時送醫處理。

　　放射治療中或放射治療後一段時期，有些患者會感到乏力、頭暈、噁心、食欲減退、失眠、易驚及白血球數量降低等，但各人情況不同，表現也有輕有重。這些反應可通過增加食物營養及中藥扶正固本治療而減輕，西藥可口服維生素B$_6$、鎮靜劑等，絕大部分患者均能恢復。

　　出現皮膚反應時應避免穿粗硬衣服，以免摩擦和擠壓，局部不要用肥皂、熱水洗；局部有癢時不要用手去搔抓，可用滑石粉塗撲；局部有創面時，面積小的可用紫藥水外塗，面積大時可適當換藥，保持局部清潔乾燥，一般是能癒合的。

　　肺部照射劑量與面積均較大時，可引起放射性肺炎及放射性肺纖維化。值得提醒患者注意的是，有許多「放射病」是精神上的恐懼，過度緊張引起的，比如聽朋友，甚至護士、醫生講了放射反應後，或者看到同病房的病友出現放射反應，自己也會感到得了放射病，而且症狀會加劇。因此患者對放射反應要充分認識，不要害怕，要正確理解和對待疾病並積極治療，保持樂觀的態度，以毅力戰勝癌症。

　　對服藥患者還應注意有無藥物不良反應出現。患者或家人可做一些簡要記錄，為以後的治療提供參考。

　　對於晚期肺癌患者全面合理的家庭護理，利用不同的藥物來緩解

症狀，能夠在一定程度上減輕患者的痛苦，提高患者的生存品質。

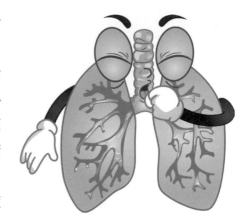

對於咳嗽氣喘的呼吸困難者應給予吸氧，並取半坐臥位，縮小呼吸道分泌物，有利於呼吸和排痰通暢。經常給患者食用香蕉或喝蜜水，可潤滑腸道，預防便秘。

胸部疼痛是肺癌易發生的症狀，呈不規則鈍痛，咳嗽時減輕。疼痛者可給予藥物止痛。對出現咯血的患者要觀察其咯血量，萬一發生大咯血，要把患者的頭偏向一側，讓患者將血咯出，適時安慰患者，穩定患者情緒。一旦觀察到出現窒息先兆表現，應及時採取急救措施或急送醫院。

晚期肺癌患者經常會有癌細胞轉移，並出現多種轉移後的症狀。此時患者和家屬要隨時對病情進行觀察，除觀察患者有無咳嗽、咯痰、咯血、胸痛、胸悶、呼吸困難、發熱等異常狀況外，還要特別留意有無聲音嘶啞、吞嚥困難、頭頸部和上肢水腫或上眼瞼下垂等症狀。

如出現聲音嘶啞，則提示腫瘤直接或間接壓迫喉返神經；如出現吞嚥困難，則提示腫瘤侵犯或壓迫食管；如觀察患者鎖骨上淋巴結腫大，頭面部和上肢有腫脹充血，頸部增粗和青筋顯露及胸前部淤血和靜脈曲張，又伴有頭痛、頭昏或眩暈，則提示發生了上腔靜脈壓迫綜合症，應使患者採用半臥位休息；如出現與肺腫瘤同側的上眼瞼下垂、眼球內陷、瞳孔縮小、前額和上胸部不出汗，則提示發生了Horner綜合症，要及時與經治醫師取得聯繫。

如觀察患者有神志性格改變、劇烈頭痛、噴射狀嘔吐、偏癱、複

視等症狀，應高度懷疑肺癌腦轉移，宜儘早就醫行規範化治療。

3.飲食調理，精心周到

　　給患者補充適當的營養，使機體有足夠的物質力量來提高抗癌能力，促進病情的好轉，顯得十分重要！

　　肺癌患者由於體內大量營養物質被癌細胞奪去，加上手術，放療、化療等治療措施給機體帶來的創傷，均容易導致消化不良，降低機體抗癌的能力。

　　有些患者聽了名目繁多的「癌症戒口」，擔心不忌口會使肺癌復發，甚至連雞蛋、牛奶也不敢吃，結果適得其反，機體由於缺乏必要的營養補充，很快虛弱下來。

　　肺癌患者應維持正常飲食，不要忌口，各種食物只要是清淡、高蛋白、高維生素，富於營養、新鮮而易消化的都可以吃，注意飲食要平衡，不偏食、不忌食、葷素搭配、精細混食，每天食物品種愈多愈能獲得各種營養素。

　　多用天然食物，少用人工製造與精加工的食品。吃適量的動物蛋白或奶類，可保證機體對主要氨基酸的需要，多吃新鮮蔬果能保證機體有充足的維生素和纖維素。

　　肺癌患者免疫功能降低，其原因之一是由於體內鋅的不足，含鋅多的食物有：牡蠣、貝類、章魚、海參、萵苣、捲心菜、肝、黃豆、茄子、白蘿蔔等。維生素C能增加機體抗體形成，並有抗癌作用，維生素C豐富的食物有：豆芽，萵苣、柑橘類、草莓、杏、鳳梨、檸檬、甜瓜等。維生素A及合成的類似物維生素A酸迄今評價為最有希望的防癌藥，含維生素A豐富的食物有：雞蛋、肝，胡蘿蔔等。

　　合理進補能提高人體的免疫功能，某些滋補品如人參、白木耳、薏苡仁、紅棗等，有直接或間接的抑癌與強身功效。注意患者的飲食

習慣，菜肴色、香、味的調配，要多採用蒸、煮、燉的烹飪方法。保持口腔清潔，少食多餐，增強食欲。要保證水分的攝入，一般每天應飲水1500ml以上，足夠的水分可保證呼吸道黏膜的濕潤，有利於病變黏膜的修復，也有利於痰液的稀釋和排出。盡量不吃酸漬、鹽醃、黴變、煙燻或少吃辛辣刺激、油炸、煎的食物，禁煙酒。

肺癌放、化療後注意清淡飲食，營養均衡，宜補充高蛋白質食品，如奶類、瘦肉、魚、動物肝臟、紅棗、赤豆等，河蟹、黃鱔、牛肉等也有助於升高白血球。多食海蜇皮、梨、花生、白木耳、香菇、黃豆、百合、香蕉、甘蔗、杏仁霜、黑木耳等滋陰清熱、軟堅涼血之品。如出現食欲不振、消化不良，可增加健脾開胃食品，如山楂、白扁豆、蘿蔔、香蕈、陳皮等，忌食牛羊肉，帶魚、辣椒、大蒜等葷腥以及辛辣刺激性食品。

需要注意的是，儘管甲魚能滋陰涼血，但其藥性偏寒，化療後患者脾胃較虛弱，因而要間隔服用，最好是2～3天吃1次，免得脾胃受寒，出現食欲不振、噁心嘔吐、腹瀉腹痛的症狀。同時，不要將甲魚和人參、紅參一起燉湯服用，這些參類藥性偏熱，倘若和甲魚同服，兩者藥性相互抵消，達不到進補功效。

中醫歷來重視合理的飲食調養，用各種食物的寒、熱、溫、涼來糾正機體的寒、熱、虛、實，根據病情靈活運用。寒者熱之、熱者寒之、虛者補之、實者瀉之。對於脾胃虛寒，精神不振、喜溫、怕冷、小便清長、大便稍稀的患者，應選擇一些溫熱、助陽類的食物，如大棗、桂圓，乾薑、乳類、牛肉、黃鱔等，不可多食寒涼之品。

失眠煩躁的患者，多吃些滋陰、降火、平肝食品，如蚌肉、花蛤、鴨子、甲魚等。

下附常用食物性味參考表，供患者選擇食品時參考。

常用食物參考表：

性味	肉類	水產類	蔬菜類	水果類
中性為主 稍偏溫	豬肉、豬肝 豬排骨	鯉魚、青魚 鯧魚	豆類及豆製品 捲心菜、大頭菜	橘子、蘋果、枇杷 楊梅、椰子、山楂、 松子
稍偏涼	豬腰子	墨魚、蝦、 鯽魚、干貝、 魷魚	黃瓜、南瓜、 絲瓜、豌豆、 香菇、馬鈴薯、 胡蘿蔔、黑木 耳、白木耳	梅子、李子、桑葚、 橄欖、鳳梨、蓮子、 芝麻、花生、龍眼、 葡萄、荔枝、南瓜 子、無花果
性甘涼	鴨子	蚌肉、甲魚、 田螺、螃蟹、 紫菜、海帶	萵苣、竹筍、 茄子、花菜、 蘿蔔、莧菜、 菠菜、番茄、 芹菜、磨菇、 油菜、冬瓜、 苦瓜、茭白、 綠豆、綠豆芽、 龍鬚菜	甘蔗、梨、香蕉、 香瓜、柚子、百合、 西瓜
性甘溫	雞肉、鵝肉、 牛肉、羊肉， 牛奶、乳製品	黃鱔、草魚、 鰱魚、帶魚、 牡蠣、海參、 蝦米	韭菜、榨菜、芥 菜、洋蔥、香菜	桂圓乾、荔枝乾、 紅棗、黑棗、核桃 肉、葡萄乾、桃、 杏、栗子、柿餅、 櫻桃、石榴、咖啡、 可可

4.適當運動，必不可少

　　肺癌手術後臥床休息，靜養固然重要，而適當的運動也不可少。如果患者臥床休息時間過長，不進行適當運動，就可能出現肌肉萎

縮，關節僵直，器官組織功能退化，因而必須進行適當的規律運動。運動是除藥物外，改善肺癌患者生活品質最好的方式。

術後在未拔除胸管前指導患者在床上適當地活動，可有效預防肺不張及下肢靜脈血栓的形成，改善通氣功能和循環功能。開胸術後由於切口長，患者常因疼痛而不敢活動術側手臂，以致肩關節活動範圍受限。因此，應指導患者進行肩關節功能運動，主要為上舉與外展。

臥床期間，患者應主動或由陪護家屬協助進行肩關節向前、向後旋轉運動，上舉手術側手臂，可循序漸進。在拔除胸管後可在床旁活動，並循序漸進地離床活動。可進行爬牆運動，方法是：臂外展伸平於體側，站立於牆旁一臂距離，手指沿牆上爬，保持手臂伸直，同時隨手上爬，腳向牆移動，繼續上爬高過頭，身體靠牆後按相反方向緩慢下爬，身體回至原位。家屬要注意觀察患者的坐姿和走路姿態，發現斜肩、上身側彎要及時糾正，避免脊椎側彎的發生。

肺癌患者通常要進行較長時間的治療，如手術、放射治療後及化學治療間歇期，勢必打破以往多年的生活規律和習慣，因此要重新安排自己的生活，使之既適應於肺癌的治療，又有利於身體的恢復。

患者每天的起床、就寢、戶外活動、飲食安排、運動和娛樂活動都要做到規律化。適當運動對肺癌患者增進食欲、恢復體力及睡眠均有益處，還能夠增加戰勝疾病的信心。當然不宜做過於劇烈的運動，要根據患者的承受能力，活動量宜由小逐漸增大，由輕微運動逐漸加大運動量，使患者能適應日常生活需要。適合肺癌患者的康復運動主要有：肺功能訓練、腹式呼吸、踏車和運動平板、散步、練氣功或打太極拳。但在擬定運動方案時，要根據全面情況選擇適合自己的活動項目。

肺功能訓練：

吹氣球：肺癌患者術後呼吸功能明顯下降，加上術後刀口疼痛，

患者往往不敢咳嗽或咳嗽無效，容易導致肺不張和墜積性肺炎，從而影響肺功能。建議患者術後第2天就開始訓練吹氣球。一般每天吹5～6次，儘量做到一次吹鼓，但不要過於勉強，患者要根據自己的身體狀況量力而行。多做擴胸運動，同時深呼吸，可增加通氣功能。

腹式呼吸：挺胸時深吸氣，要求腹部鼓起，收腹時深呼氣，要求腹部落下，可改善胸腔的有效容量和呼吸功能。

散步：因運動量小且簡便易行，尤其適合剛手術後，放化療期間及體弱年老肺癌患者的運動，散步可使人心情恬靜，精神愉快，氣血暢通。每日步行30分鐘左右，堅持下去，必有好處。

練氣功或打太極拳：能疏通經絡，暢通氣血，調解情志，對體質恢復也很有益。

運動可給患者帶來身心愉快和歡暢，可幫助消除緊張情緒，減少憂慮，改善自我形象，但運動時注意別逞能，如果感覺不舒服就儘快停下來。患者應儘量少去公共場所，不要在空氣污濁的場所停留，避免吸入二手煙。

當肺癌患者病情緩解或體力恢復到一定程度時，進行比較激烈的活動不是絕對不行，如爬山，打桌球、網球、棒球等，只要體力可以都是允許的。同時盡可能參加一些社會活動，如癌症俱樂部或其他一些公益社團活動，投入到社會活動中，增加相互間的交流，可減輕疾病帶來的心情抑鬱、孤獨及焦慮不安，可更快恢復精神狀態，更好地迎接新生活。

肺癌患者經治療康復後，經醫師進行全面詳細檢查診斷，在各器官功能恢復良好的情況下，完全可以勝任原來的工作。經化療或放療的患者，由於治療的不良反應如胃腸道反應、骨髓抑制等，常需較長時間的恢復，且對肺功能有一定的影響，有時難以勝任以往的工作

量，尤其是體力勞動者，須適當減輕工作量。對於腦力勞動者，一般不影響以後的工作，但不能負荷過重，不能熬夜，須勞逸結合。

5.臨終關懷，竭盡仁道

　　肺癌患者到了晚期，由於長期慢性消耗、惡病質以及癌細胞的擴散引起的功能紊亂，如大量的胸水、心包積液、腦轉移、骨轉移等，多數肺癌患者喘憋、呼吸困難、不能平臥，中心型肺癌可導致患者進食困難，以及腫瘤轉移引起疼痛等，患者會變得極為痛苦，家屬需要隨時對病情進行觀察，此時，如果家人能在症狀出現的第一時間給予恰當護理，利用不同的藥物來緩解症狀，降低患者的痛苦，對呼吸困難患者給予藥物及非藥物治療，可根據需求給予低流量低濃度吸氧，指導患者做有效呼吸及有效咳痰的運動。

　　當患者病情危重、不能自理時，囑其臥床少動，留神皮膚護理，定時翻身，每天用溫水擦洗皮膚，按摩手足，可用紅花油、酒精塗擦受壓部位，避免褥瘡產生。也可幫助患者做些臥床時即可進行的簡單動作，如下肢抬高、上肢伸展等。同時做好口腔護理、鼻腔護理、眼睛護理、排泄物處理，可減輕患者痛苦，使之獲得舒適感，對於晚期患者生活品質的提高和生存期的延長，將會有巨大的幫助。

　　肺癌晚期的患者由於腫瘤侵犯胸膜，大都伴隨著疼痛，患者的疼痛很難忍受，會表現出焦慮、煩悶、恐懼、傷感孤獨和絕望心理，直接影響患者活下去的信心。因此做好患者疼痛的心理護理顯得猶為重要，及時耐心地回答患者提出的各種問題，要鼓勵患者積極主動接受鎮痛治療。

　　對於使用阿片類藥物來說，患者在害怕藥物過量的同時，常常恐懼藥物依賴或成癮，此時應對患者耐心解釋，少量止痛藥不會成癮，只要疼痛控制後即停藥，即使出現成癮也是可治療的。大多數疼痛患

者應用止痛藥物是利大於弊，可提高患者的生活品質。控制疼痛的方法主要有藥物控制和非藥物控制，此外催眠術和皮膚按摩也有一定效果。

所謂臨終關懷，就是從生命倫理學角度對臨終的患者提供身心方面的照顧、關懷和支持。臨終關懷的宗旨是安撫患者，追求的是生命品質，維護患者的尊嚴，讓生命的最後階段能安詳、滿意地到達人生的終點。善待生命，健康地活著，安詳地離去，已成為世人的共識。

臨終關懷的內容包含有通過醫療手段及精神手段，使患者知道疾病結局不良，認識彌留之際生存的價值，理解死亡和接受死亡，鼓勵患者說出心裡話，主動安排好自己的後事，安詳地度過生命的最後階段，帶著社會的溫暖離開人世，同時也使家屬可以坦然承受親人死亡的事實。

我們始終認為，生命是神聖的，是至高無上、不可侵犯的。醫療改革理應包括如何保證人們擁有健康的、高品質的生活，並將有限的醫療資源更多地用於預防疾病和保健上。

另外，醫治晚期肺癌患者往往需要花高昂的費用，為了治好親人的病，患者家屬出於道義、責任，礙於社會輿論，經常必須負債累累，往往到無法負擔時，他們才放棄治療，可這些努力卻不一定能換來好的結果。

我們由衷希望晚期肺癌患者都能夠在還有自主意識時，就開始規劃如何走完生命的最後歷程，以便屆時得以實施平靜、自然、安詳、有尊嚴地走向生命終點。

附 錄

抗癌勇士的康復之路

例一：胸腔鏡下切除的早期肺癌

　　陳來興，男，67歲，發病前每天抽煙20支，已有50年吸煙史。17天前痰中帶血3天，無發熱、胸痛、氣促，也無疼痛和腰腿痛，在當地醫院經過抗炎治療2天後痰血消失，CT左下肺見1.5cm腫塊，繼續抗炎治療10天後CT復查腫塊稍微增大，考慮腫瘤，他們馬上想到要到腫瘤醫院復查。

　　來院CT左下肺見1.65cm×1.25cm腫塊，考慮肺癌可能，入院進行一些常規必要檢查後安排開刀，麻醉成功後先於左胸腋中線左胸第7、8肋間做2cm切口，置入電視胸腔鏡，探查無胸膜粘連，無胸水，腫塊位於左下肺，已經累及臟層胸膜，決定行左下肺切除術。再於肩胛下角後下方做2cm切口，置入操作器械，於腋中線稍偏前方第5、6肋間做5cm長切口，逐層切開進入左胸腔，以腔內切割縫合器予以分離，鈍性分離出左下肺動脈各分支，近心端雙重結紮後切斷，再解剖出左下肺靜脈，近心端三重結紮後切斷。解剖出左下肺支氣管，用腔內切割縫合器切斷左下肺支氣管並管壁殘端，取出左下肺標本送冰凍，術中冰凍報告為腺癌，遂進一步行區域淋巴結清掃，包括主動脈窗、肺門、下肺韌帶淋巴結共23枚，徹底止血，沖洗胸腔，手術順利，出血很少，沒有輸血。

術後病理報告：

　　左下肺結節型（2cm×1.9cm）腺癌（為細支氣管肺泡癌混合亞型），累及臟層胸膜，23只淋巴結未見癌轉移。臨床分期屬於 Ib期。手術後第7天出院，術後吃了一年中成藥，後來什麼藥都不吃了，心態好，不把自己當病人，現在身體很好，還做他的老本行，隔三差五去

打魚摸蝦，自己吃不完就拿去街上賣。

點評與提示：

吸煙指數400支•年，就是肺癌的危險因素，而陳來興有50年的吸煙史，也就是說17歲就開始抽煙，他的吸煙指數達到（20支/天×50年）1000支•年，始吸煙年齡越小、吸煙量越大、煙齡越長，患肺癌的危險性越大。統計資料表明，15歲以前吸煙者患肺癌的危險為不吸煙者的17倍，15～19歲開始吸煙者為15倍。19歲以下的青少年吸煙者發生肺癌的病死率約為25歲後才吸煙者的2～2.5倍。因為青少年正處於發育時期，肺組織還沒完全發育成熟，對致癌物質更敏感，今後發生肺癌的危險性更大。

陳先生的選擇非常正確，充分信任醫生的治療措施，與醫生的治療配合得非常好，因此獲得了非常好的結果。患了癌症並不可怕，可怕的是病急亂投醫或諱疾忌醫，有的人偏聽偏信那些讓人眼花繚亂的廣告或迷信巫醫秘方，造成的後果是貽誤了治療，有的是導致惡化或轉移，失去了治療的良機。

陳來興的經歷給我們重要的經驗正如他家人所說：發現早，治療及時。他們在經過抗炎治療2天後痰血消失，沒有麻痹大意，拍了CT片發現左下肺見1.5cm腫塊，繼續抗炎治療10天後CT復查腫塊不小反而稍微增大，馬上決定到腫瘤醫院復查，由於腫瘤小，採用了電視胸腔鏡手術，手術創傷小，痛苦輕、術後恢復快，對免疫功能的影響大大減少，第7天就出院。

此外，良好的心態亦很重要。陳來興沒有把自己當病人，幫助照管第三代，不改漁民的嗜好，樂觀的生活態度也是他戰勝肺癌的法寶。因為一個人在做自己喜歡的事情時，大腦皮層的相應區域處於一

種優勢狀態，在這種優勢狀態中，思維活動最為集中，思維活動就越接近靈感狀態的昇華，同時也就抑制了其他大腦皮層區域的活動，這時人就會忘掉煩惱和憂愁。所以參加一些自己感興趣的活動，可誘發愉快的情緒體驗，釋放緊張焦慮的不良情緒。

　　從醫學上看，人體是一個統一的有機體，當體內某一部位罹癌變時，如果患者對之過分擔憂，內心總念念不忘，則可使大腦皮質內的相應區域產生「興奮灶」，並且通過「興奮灶」又會再反射到病變部位，使病情加重，如此將會導致疾病的惡性循環。相反，如果患者能從緊張和焦慮中解脫出來，把注意力轉移到其他方面，正常地進行生活，將癌置之腦後，往往能促使病體在一種平穩的心態中康復。

例二：肺癌骨轉移，放化療獲奇蹟

　　徐李章，男，51歲。每天一包煙和喝一斤白酒的嗜好已有30年，3週前無明顯誘因時有咳嗽，乾咳為主，咳不劇烈，有時痰中帶血，量少，顏色淡。停止吸煙後咳嗽好轉，痰中帶血消失，到當地檢查拍片發現左肺腫塊，當時家人就覺得腫瘤醫院看腫瘤應該比較權威、比較專業，於是立即轉診。患者無發熱、無噁心嘔吐、無頭暈頭痛、無胸悶氣急、無咳濃痰、無低熱盜汗、無周身疼痛、無胸痛，透過支氣管鏡活檢發現左下肺中分化鱗癌；期間患者要求回家過年，同意年後進行手術。手術時全麻下行剖左胸探查，未見胸水及胸膜腔結節，腫瘤位於左肺下葉背段約5cm大小，伴左下肺部分不張，累及左主支氣管下端侵及上葉支氣管外壁，浸潤部分壁層胸膜；決定行左全肺切除+部分壁層胸膜切除+淋巴結清掃。手術順利，手術後留置左下胸管，尿管，未輸血。

術後病理報告：

左下肺腫塊型（6.5cm×6cm×4.5cm）中分化鱗癌伴壞死，累犯臟層胸膜，左主支氣管壁、左下肺支氣管壁、支氣管分叉處及左肺上葉。28只淋巴結未見癌轉移。臨床分期屬於Ⅱb期。

術後一年多，徐先生來醫院訴近半年來左胸背部疼痛不適，進行性加重，呈持續性，CT報告左胸廓內近主動脈處片狀軟組織密度影，包繞胸主動脈，鄰近肋骨及胸椎左側骨質缺損（傾向骨質破壞）；ECT報告5～7後肋、第6胸椎代謝活躍，提示骨轉移。也就是說一年後肺癌復發並轉移到骨，這是屬於臨床Ⅳ期。

根據病患的情況，醫院開始進行姑息性同步化放療。期間醫生積極對症治療，護士細心護理，指導多飲水和化療注意事項，更重要的是病患非常配合醫護人員。出院後開始吃中藥，現在身體狀況不錯。

點評與提示：

徐李章的吸煙指數達600支/年，喝白酒一天一斤也是30年，發病時51歲，即21歲就開始抽煙和喝酒，這是他得肺癌的原因。

徐李章發現肺癌就停止抽煙，現在僅偶爾喝一點白酒。患者認識到吸煙誘發肺癌的嚴重危害，徹底戒煙，說明不良的吸煙習性經過努力是完全可以改變的。

徐李章肺癌復發轉移，醫院治療方案安排有序，準確到位，醫院不僅是技術上精益求精，也在精神上給予患者精心的護理與支援。很多時候，心理治療比藥物更重要，醫護人員的行動可使患者重新點燃生命的希望，使軟弱的人生變得堅強。

有的患者一旦知道自己罹了癌，就認為是判了死刑，「復發、轉移就是執行通知書」，產生絕望心理。絕望的心情會對人的心理和生

理產生不良影響，就不能調動身體的防禦部隊投入戰鬥，由於精神緊張增加疲勞，使得食欲不振，消化不良、睡眠不佳，以致體內各種器官功能紊亂，抗病能力降低，使癌症發展更加迅速，那麼，坐以待斃是必然的結果。

而人的信念能使其身體的生理過程發生一系列變化，它能使人產生開朗、樂觀的情緒和積極向上的精神，從而增強大腦皮層的功能，進而通過整個神經系統和自主神經的遞質系統、內分泌系統等仲介分泌皮質激素和腦啡呔類物質，提高人體的免疫力和抗病能力。徐先生戰勝晚期肺癌的事例再次說明生存的信念和勇氣是戰勝癌症不可忽視的巨大力量，它將輔佐其他療法發揮出最大的抗癌作用。

隨著醫學科學的進步，癌症已非不治之症，只要及時科學規範地防治，1/3癌症是可以預防的，1/3癌症是可以治癒的，1/3癌症患者通過治療是可以提高生活品質，延長壽命的。

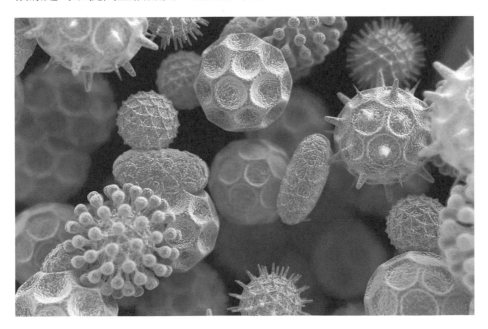

例三：高齡肺癌患者也可以手術切除

何金榮，男，78歲。吸煙20支/天×60年，白酒200ml/天×60年。2周前無明顯誘因出現咳嗽，咳痰少量白色質稀，伴胸悶氣促，無胸痛，無惡寒發熱，無盜汗。抗炎治療後症狀改善，當地醫院胸部CT報告：右下肺異常改變，感染性病變？

經醫院支氣管鏡涮檢找到非小細胞肺癌細胞（傾向低分化鱗癌）。由於患者有高血壓30年、冠心病20年，糖尿病2年，年事已高，心電圖欠正常。醫院認為纖支氣管鏡病理診斷明確，患者有高血壓30年、冠心病20年，目前心電圖提示：S-T改變；左室高電壓；左房負荷過大。但患者無明顯胸悶心悸，生活能自理，PS評分1分，無明確手術禁忌症，由於年事已高，手術存在一定風險，請監護室會診，得到以下意見：患者有高血壓、冠心病，糖尿病史，年事已高，胸外科手術創傷較大，耐受性相對差，積極降血壓治療，加用FDP營養心肌保護心臟，進一步做心電圖檢查。術前檢查報告基本正常，於是醫院安排進行手術。

在全麻下進行右中下肺切除+淋巴結清掃，腫瘤位於中下肺葉，侵及外膜，侵及部分中葉。醫師熟練處理右中下肺各動脈、各動靜脈分支，解剖出右中間支氣管，結紮支氣管動脈，予右中下肺切除，同時清掃其局部淋巴結，手術很順利，出血量少，未輸血。

術後病理報告：

右下塊狀型（5cm×4.5cm×3cm）中低分化鱗癌，浸潤支氣管壁，可見脈管瘤痊，轉移至（下肺支氣管根部）2/7，（下肺支氣管旁）1/1；（其餘各組縱膈及肺門淋巴結）0/2，0/1，0/2，0/10；共3/23

淋巴結轉移。臨床分期屬於Ⅱa期。手術後第14天出院。

點評與提示：

患者抽煙和喝酒雙管齊下60年，因此對致肺癌產生「相加」效應。何先生的吸煙指數達到1200支/年，發病時78歲，即18歲就開始抽煙和喝酒，這是他得肺癌的原因。

何先生的例子也說明年齡大不是肺癌手術的禁忌症，由於高齡常合併有多種老年病，尤其是心肺功能差，往往不能耐受手術，因此對年齡大的肺癌患者應持謹慎態度。術前全面評價其內臟功能及危險性，醫院進行了全科會診討論決定是否手術。只要無禁忌情況，仍應積極手術治療，有人對肺癌的年齡和手術效果作了研究，發現80歲以上的肺癌患者比TNM分期相同的其他年齡組5年生存率更高。

例四：她要做健康快樂的好人

施茶花，女，74歲。每天吸煙20支，長達40年，4個月前出現感冒，鼻塞，輕微咳嗽、咯痰，症狀不劇，自行服藥治療，無明顯改善，當地醫院檢查胸片：左下肺占位，考慮左下肺癌。得知自己得了癌症以後猶如晴天霹靂，茶飯不思，有種被判死刑後等待死亡的心態。想到自己年齡大，身體恢復差，決定放棄醫生建議的手術治療，要求出院，想要聽天由命。

回家過了4個月，腫瘤增大2公分（原來片子是4公分），出現胸痛，才到專科醫院檢查，CT顯示左下肺7cm球狀腫塊，針吸報告（鱗）癌伴壞死。

支氣管鏡涮檢找到非小細胞癌細胞，在家人勸說下病患終於肯進

醫院開刀了，手術時全麻下以左胸後外側切口第5、6肋間進胸，探查病灶累及部分上葉舌段及臟層胸膜，進行左下肺葉切除術及部分上葉切除術+隆突下淋巴結清掃，手術順利，未輸血。

術後病理報告：

左肺下葉塊型（5.8cm×5.5cm×5cm）中分化鱗癌伴壞死，累犯肺內段支氣管及臟層胸膜，累犯神經。7只淋巴結未見癌轉移。手術後第8天出院，臨床分期屬於Ⅱa期，術後恢復良好。

點評與提示：

施女士有40年的吸煙史，吸煙指數達800支•年，還有加上她經常炒菜，可能油煙也起了致癌的幫兇作用。

施女士術後每天傍晚都在社區健身運動，事實證明適度的運動對於癌症患者是最好的輔助治療。

確實，生命在於運動，運動有益健康。運動可加速人體的血液循環，促進組織新陳代謝，使人的排汗量增加，進入血流的致癌物及其他有害有毒物質，得以隨汗水排出，因而可減少腫瘤發生的危險，也使體內癌細胞不易在某個內臟器官站穩腳跟；二是可促進大腦分泌一種類似嗎啡的生化物質，使人體產生一種特殊的欣快感，有利於消除悲傷、憤怒、憂愁和抑鬱等不良情緒；三是可改善人體消化及排泄功能。

經常運動能使人食欲旺盛，消化力增強，人體因而能從飲食中吸收更多的營養，以增強免疫功能。提高白血球和淋巴細胞的活性，由於免疫細胞活性增強，可誘發人體產生干擾素，抑制癌細胞分裂，使癌細胞成為「休眠狀態」，或者使癌瘤逐漸消失。

通過運動增強了體質，也就自然增強了抗癌能力。但癌症患者運

動時要注意：首先對選擇運動的項目要因人而宜，根據自身體力，量力而行循序漸進，持之以恆必有效果。量力而行的最好標準就是適用於心臟病患者的標準，由於在運動時很難測準脈率，但有一個簡單的原則：只要在運動中你還能與人談話，那麼即使有點吃力，也是安全的。

　　無論在床上運動、散步或跑步時，你若感到呼吸緊迫而不能繼續談話，就應減少活動量。如果是正在跑步，你就應減慢速度或改跑為走；如果是正在散步，你就應該站住或坐下。因為脈率在達到每10秒鐘26次以前，一般就不能說話了，掌握這個原則將使你的運動保持在安全範圍內。

　　交友也是一種宣洩方法。患者如果缺乏人際間的交往，常常處於一種孤獨寂寞的狀態，就會使不良情緒無從宣洩。尋找方法使自己的情緒快樂起來，消除受壓抑的不良情緒，是每個患者都需要面對解決的問題。

國家圖書館出版品預行編目資料

戰勝肺癌 / 毛偉敏, 許沈華著. -- 初版.
--新北市：金塊文化, 2016.08
174面 ;17x22.5公分. -- (實用生活；28)
ISBN 978-986-93223-3-1(平裝)
1.肺癌
415.4682　　　　105013264

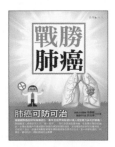

實用生活 28

戰勝肺癌

金塊 文化

作　　　者：毛偉敏、許沈華
發 行 人：王志強
總 編 輯：余素珠
美 術 編 輯：JOHN平面設計工作室

出 版 社：金塊文化事業有限公司
地　　　址：新北市新莊區立信三街35巷2號12樓
電　　　話：02-2276-8940
傳　　　真：02-2276-3425
E - m a i l：nuggetsculture@yahoo.com.tw

匯 款 銀 行：上海商業銀行 新莊分行（總行代號 011）
匯 款 帳 號：25102000028053
戶　　　名：金塊文化事業有限公司

總 經 銷：商流文化事業有限公司
電　　　話：02-55799575
印　　　刷：大亞彩色印刷
初 版 一 刷：2016年8月
定　　　價：新台幣260元

ISBN：978-986-93223-3-1（平裝）
如有缺頁或破損，請寄回更換
版權所有，翻印必究（Printed in Taiwan）
團體訂購另有優待，請電洽或傳真